MIS MÁS ÍNTIMOS
secretos

MIS MÁS ÍNTIMOS
secretos

El camino a la eterna juventud

Mark Mounier's

Para realizar pedidos de este libro, contacte con:
Palibrio LLC
1663 Liberty Drive
Suite 200
Bloomington, IN 47403
Gratis desde EE. UU. al 877.407.5847
Gratis desde México al 01.800.288.2243
Gratis desde España al 900.866.949
Desde otro país al +1.812.671.9757
Fax: 01.812.355.1576
ventas@palibrio.com
439276

ÍNDICE

PARTE I

UNA APARIENCIA HERMOSA Y JUVENIL

MIS TESOROS Y SECRETOS MAS ÍNTIMOS

PARTE II

MIS MÁS ÍNTIMOS SECRETOS

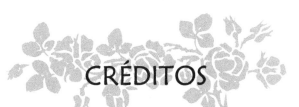

CRÉDITOS

REDACCIÓN Y ASESORÍA:
Lic. César Cedillo

FOTOGRAFÍA EN PORTADA
Cj Infinito

Red CREW Tv Productions
Hugo Salgado y Fernando Rocha

ILUMINACIÓN:
Ninette Gómez

PEINADO Y MAQUILLAJE:
Fernando Hernández

DISEÑO GRÁFICO Y EDITORIAL:
José Carlo Velázquez Almada

COLABORADORES ESPECIALES:

Gustavo B. Moreno de Dios
        Cirujano Dentista y Ortodoncista

Martha Moreno de Dios
        Lic. en Derecho

Melissa Almada Moreno
        Lic. en Psicología

Windy Almada Moreno
        Lic. en Diseño Gráfico
        Lic. en Terapia Física y Rehabilitación

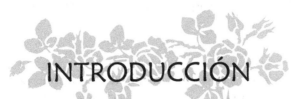

INTRODUCCIÓN

¡Hola!, Te saluda tu amigo Mark Mounier's. Estoy muy emocionado de llegar a ti a través de este medio, haciéndote cómplice y parte de este sueño hecho realidad.

Mi cometido en este proyecto, es el resultado de varios años de recopilar información sobre problemas de belleza, resueltos en base a procedimientos elementales y prácticos con los cuales he podido atesorar MIS MÁS INTIMOS SECRETOS que hoy comparto contigo.

Sus resultados son inmediatos, fundamentados en la problemática real que conlleva a todos los seres humanos que desean tener UNA APARIENCIA HERMOSA Y JUVENIL lo cual te presento en la PARTE I de éste trabajo.

En él podrás encontrar recetas fáciles, prácticas y económicas con ingredientes obtenidos de tu propia cocina.

Aprenderás también las propiedades benéficas de todos estos ingredientes, obteniendo mejores resultados al mezclarlos entre sí.

Con todo esto podrás llegar al camino correcto obteniendo una cabellera espectacular y una piel de durazno.

Hablaremos sobre dietas y su correcta definición, cómo orientarte y cuáles son los puntos a seguir para iniciar la dieta adecuada.

Aprenderás sobre la importancia del cuidado de pies y manos, que son una parte muy importante de nuestro cuerpo.

Te daré los tips más *calientes* a la hora de maquillarte para obtener los resultados de una modelo de portada de revista.

En el capítulo sobre ejercicios, te guiaré hacia rutinas fáciles y divertidas de ejecutar, con resultados sorprendentes (si las sigues al pie de la letra.)

Estas son algunas de las cosas que podrás encontrar como beneficio, unidas a otras más que te presento en la parte II que he titulado EL CAMINO A LA ETERNA JUVENTUD donde se trata de ir más allá, pues estoy convencido de que no existe belleza exterior sin belleza interior. Así irás descubriendo paso a paso, con todo esto, cómo llegar a ser un ser completo que transite en esta vida con plenitud de satisfacción.

No me queda más que desearte todo el beneficio del mundo, éxito en lo que realices y que logres ser la persona que soñaste a través de *Mis más íntimos secretos.*

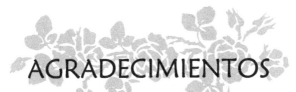

AGRADECIMIENTOS

A mis clientes y amigos por motivarme a realizar este sueño.

A mis compañeros de trabajo por contribuir. Aprovecho esta oportunidad para agradecer a toda esa gente que siempre ha creído en mí y en cada uno de los proyectos que he realizado.

A mis amigos artistas, por compartir sus más íntimos secretos de belleza para lucir como estrellas del espectáculo.

A todos esos amigos que, a lo largo de mi carrera profesional y personal, me han brindado su apoyo incondicional, especialmente mi grupo *Por Siempre Amigos*, quienes han compartido momentos de mi vida desde niños, hasta el día de hoy.

A mi querido amigo y compañero de trabajo, Fernando Hernández, por recordarme que he llevado varios años escribiendo este libro y me insistiera para darle vida al mismo.

Deseo agradecer también infinitamente a quien se hiciera mi cómplice para poder realizar esta obra, el Lic. Cesar Cedillo.

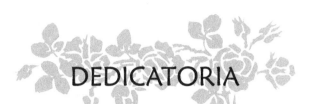

DEDICATORIA

Este libro lo dedico en su totalidad, por todo su apoyo, entrega y amor incondicional, a mi familia:

Lorena Moreno, Mark Angello Moreno y Victoria Cecille Moreno.

A mis padres, el Sr. Luis Moreno y la Sra. María de la Luz Moreno.

Finalmente, mi dedicatoria especial y agradecimiento infinito a ese *Ser Universal* que siempre me ha tomado de su mano para llevarme y guiarme a través de la vida, como hasta el día de hoy.

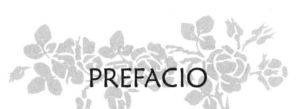

PREFACIO

Mark, desde muy pequeño mostró interés por la estética, haciéndose acreedor a una beca en la prestigiosa academia de belleza Vidal Sassoon, destacando como uno de los mejores estudiantes; esto marcó la pauta para especializarse en los distintos campos de la cosmetología en las más prestigiosas escuelas de belleza alrededor del mundo.

En su lista de destrezas, ha demostrado ser un experto y una autoridad en el campo de la belleza, por lo tanto, no sólo ha capacitado a expertos alrededor del mundo y en países donde se ha dado a conocer como pionero en el campo de la estética, sino que también ha sido invitado a participar en diferentes seminarios, programas de radio y televisión, como *El show de Cristina, Sábado Gigante y Los Ángeles en Vivo.*

Ha tenido la oportunidad de trabajar y convivir con grandes personalidades del mundo del espectáculo, como Salma Hayek y Jennifer López; mereciendo mención especial la internacional *Reina de la Salsa,* la señora Celia Cruz, quien tuvo en él no sólo a su estilista y maquillista, sino a un amigo entrañable durante muchos años.

Mark ha trabajado como punto de apoyo en compañías como *Vidal Sassoon, Paul Mitchell, Coca-Cola y Burger King.*

Ha participado en comerciales de televisión, videos musicales, películas y programas de radio.

Uno de sus trabajos más recientes ha sido su colaboración con una de las más importantes compañías de cosméticos a nivel internacional, capacitando a su equipo en más de 15 estados y 25 ciudades.

Mark es un ser humano inquieto e innovador, padre de familia, amigo y un gran empresario con muchos sueños, proyectos y sorpresas por venir.

Por todo esto, Mark es reconocido como un pilar fundamental en el mundo de la belleza y la cosmetología.

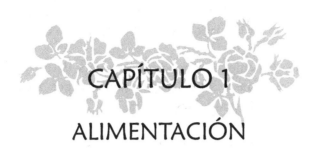

CAPÍTULO 1

ALIMENTACIÓN

ALIMENTACIÓN

No podríamos empezar a hablar sobre cómo podemos tener belleza exterior sin antes reconocer y tomar en cuenta que la belleza empieza de dentro hacia afuera.

Por todos es sabido que lo que comemos se manifiesta en nuestro exterior de forma totalmente visible, desde el estado del cabello, el brillo de tus ojos, las uñas y la piel.

Sugiero que comiences por revisar tu alimentación y hagas una visita a tu médico de cabecera y, conjuntamente, elaborar un plan de alimentación perfecto, de acuerdo a tus necesidades.

DIETA

Es sumamente curioso percatarnos cómo al escuchar la palabra *dieta,* simplemente lo interpretamos como un régimen para perder peso, cuando en realidad no es así.

La palabra dieta provienen del griego δίαιτα, o *diaeta* en latín, que significa *régimen alimenticio.*

La dieta es el conjunto de alimentos que cada persona consume en sus distintos horarios.

Con mucha frecuencia se confunde dieta con un régimen especial para bajar de peso o para tratar ciertas enfermedades. La realidad es que, sea buena o mala, todo ser humano lleva a cabo algún tipo de dieta.

A ciencia cierta, podemos reconocer que se trata de un estilo de vida, influida por la cultura y afectada directamente por factores sociales, económicos y ante todo personales.

Es conveniente visitar a tu médico, seguramente él te recomendará algunos análisis clínicos, cuyos resultados arrojarán la información necesaria para determinar el tipo de dieta adecuada para perder, ganar o simplemente mantenerte en un peso ideal.

Y lo más importante, de una manera segura y saludable.

El Fracaso de las Dietas

Con frecuencia escuchamos hablar de una nueva dieta para perder peso, la de moda, o la que tu tía llevó a cabo y fue fabulosa. Es importante entender que como seres humanos nuestros cuerpos reaccionan de forma individual, lo cual no nos asegura que lo que a algunos les funciona, a nosotros nos dará el mismo resultado.

Y no es cuestión de suerte, simplemente por lógica y por el hecho de que somos distintos unos de otros.

De ninguna manera te recomiendo cualquier tipo de dieta que no sea bajo la supervisión de un profesional de la salud, pues créeme que muy probablemente fracasarás en la mayoría de los casos, y en otros, podrías tener resultados fatales.

EL VERDADERO RESULTADO DE LAS DIETAS RELÁMPAGO

Es importante recordar que el sobrepeso con el que hoy cuentas, te molesta y no lo ganaste de la noche a la mañana, por lo tanto es imposible perderlo como por arte de magia. Es aquí donde entra mi recomendación.

Los caminos fáciles no necesariamente te llevan a un resultado con éxito. Todas esas dietas supuestamente mágicas y fáciles para perder peso resultan ser un verdadero fracaso. Primero, no obtendrás el resultado deseado, y segundo, con toda certeza caerás en el famoso fenómeno del rebote, que trae como resultado volver a ganar ese peso perdido y con mucha frecuencia hasta obtener más.

Lo único que lograrás es sentirte decepcionada y triste. En ese momento cabe recordar el principio de la física que establece:

La distancia más corta entre dos puntos es la línea recta.

Es característico que decidamos hacer una dieta para perder peso cuando se avecina un evento especial o una fecha importante, y regularmente la ansiedad se apodera de nosotros treinta días antes, o menos, obligándonos a cometer barbaridades con tal de lograr el peso de una modelo profesional y atentando en contra de nuestra propia salud.

EL PESO IDEAL

En realidad va en proporción a tu estatura y edad. Es algo que debemos reconocer y aceptar. Una vez que lo hemos reconocido y con la ayuda de un profesional, al llevar una disciplina de ejercicios y ser constante con la buena alimentación, lograrás obtener ese peso que tanto deseas.

Ahora que conoces las armas perfectas para lograr el peso ideal, te deseo los mejores resultados, tomando en cuenta que seguirás mis indicaciones al pie de la letra para no cometer un error más.

Por último, permíteme recordarte: la decisión, disciplina y perseverancia serán tus mejores aliados.

EJERCICIO

Agrégale vida a tu vida.

Cuántas veces no hemos escuchado a los profesionales de la salud decir que ejercitando nuestro cuerpo agregaremos vida a nuestra vida. Esta frase puede confundirnos de alguna manera. Aclaremos: haciendo ejercicio agregaremos calidad a nuestras vidas, por lo cual, debemos entender que ejercitarnos regularmente, nos traerá como beneficio mayor calidad en nuestros días de vida.

Es muy común en mis conferencias al hablar sobre el ejercicio, que, al preguntarles al respecto, la mayoría de los asistentes aseguran que no realizan ningún tipo de actividad física, aún teniendo conocimiento de la importancia de ejercitarse; pero más me sorprende la cantidad de pretextos inventados por ellos mismos para evitar dicha actividad. Algunos son: *"No cuento con el capital para pagar un gimnasio"*, *"El área en donde vivo no cuenta con parques o áreas seguras"*, pero la menos acertada es: *"No tengo quien me acompañe"*.

La importancia del ejercicio radica en que es un arma muy valiosa que nos ayuda a tonificar nuestros músculos y perder grasa corporal. Nos llena de energía, previene y ayuda a diversos tipos de enfermedades físicas y mentales, como la osteoporosis y la depresión, por mencionar algunas.

Es sabido que muchos de nosotros nos resistimos a ejercitarnos por diversas razones, pero todo es debido a la falta de conocimiento sobre la importancia de hacerlo, y particularmente a la poca disposición y motivación personal.

A continuación te proporcionaré un secreto para lograr los mayores beneficios del ejercicio:

La música.

Afortunadamente, desde los inicios de la humanidad, la música ha formado una parte muy importante en nuestro día a día, así que quiero sugerirte que comiences tu día con música de tu agrado, haciendo movimientos corporales al realizar tus actividades de la mañana, cualesquiera que éstas sean.

Es importante comenzar con música suave, de preferencia con movimientos lentos, de cinco a diez minutos en la primera semana y poco a poco cambiar la música por algo más rítmico.

Esto te servirá de apoyo para moverte con mayor destreza, agregándole más minutos a tu rutina. Así lo practicarás entre la segunda y tercera semana del mes.

Una vez que lo hayas dominado, te sugiero para el primer mes, utilices música que te permita hacer movimientos más rápidos a la hora de realizar tus labores domésticas, llegando a completar los tan deseados treinta minutos de actividad física tan recomendados por los profesionales de la salud.

Cumplida esta meta, obtendrás resultados y probarás los beneficios del ejercicio. Contagiarás a los tuyos con tu entusiasmo y lograrás que ellos también se motiven y favorezcan al ver el efecto que has logrado.

Tu familia se encontrará en buen estado físico, tendrán músculos más tonificados y seguramente una mejor figura, un estado emocional más positivo y estarán llenos de energía. Ellos al igual que tú, agregarán *calidad de vida a sus días de vida*.

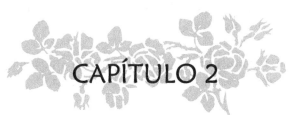

CAPÍTULO 2

Cuidado del cabello

Cuidado del cabello

Hablaremos sobre el cabello considerando que es una extensión de la piel, y como lo hemos mencionado en el capítulo sobre alimentación, esto afectará o beneficiará la apariencia de tu cabello de manera asombrosa.

Te daré algunos consejos y recetas que ayudarán a cualquier persona a obtener una cabellera brillante y saludable no importando el tipo de cabello que posea.

Es sumamente importante tener conocimiento del tipo de cabello con el que contamos, ya sea normal, reseco, graso, mixto, maltratado o simplemente de textura fina o gruesa.

Una vez identificado el tipo de cabello, debemos comprar un shampoo y acondicionador apropiados de acuerdo al tipo al que se pertenezca (es recomendable comprar estos productos en un lugar especializado en la venta de shampoo y acondicionador de calidad; recuerda que lo barato siempre sale caro).

Te recomiendo una buena rutina de lavado de cabello, haciéndolo de la siguiente manera:

Debes acostumbrarte a lavarlo cada tercer día; en otras palabras, deja un día de por medio.

La importancia de esta rutina consiste en dar oportunidad a tus aceites naturales de que se renueven y puedan viajar desde la raíz hasta la punta, logrando así un brillo natural.

A continuación te mostraré algunas recetas con ingredientes naturales, que podrás preparar desde la comodidad de tu cocina.

Cabello normal

Para mantener una cabellera saludable, brillante y juvenil, te presento las siguientes recetas que podrás alternar según sean tus deseos o necesidades. Deberás aplicarlas una vez a la semana como parte de un régimen para mantener la belleza de tu cabello.

Tomando en cuenta que las personas con cabello normal son sólo unas pocas afortunadas, lo que seguramente tiene que ver con su alimentación y la elección correcta de un buen shampoo y acondicionador, no está por demás practicar y aplicar las siguientes recetas que te ayudarán a mantener y resaltar la belleza natural de tu cabello.

Receta 1

Ingredientes: 2 cucharaditas de aceite de oliva, dos cucharaditas de aceite de almendras dulces, dos cucharaditas de aceite del oso y una cucharadita de miel de abeja.

Preparación: En un recipiente de vidrio coloca los aceites, excepto la miel, y mézclalos entre sí; los pondrás en el horno de microondas por un espacio de cinco segundos logrando así que los aceites se entibien e inmediatamente después agregarás la miel y los mezclarás.

Modo de empleo: Con la yema de tus dedos y la ayuda de un peine de dientes anchos, distribuir la mezcla de manera uniforme desde la raíz hasta las puntas; sin dejar pasar tiempo, coloca una gorra de baño cubriendo tu cabellera para que por medio del calor natural, tu cabello logre aprovechar los beneficios de los aceites y la miel.

Este tratamiento lo dejarás por un espacio de veinte a treinta minutos, mientras tanto prepara tu ducha y en un recipiente con agua tibia; agrégale el jugo de dos limones, esto te ayudará a hacer tu primer enjuague y cortar el exceso de aceites, procediendo entonces al lavado con shampoo, seguido del acondicionador.

Siguiendo al pie de la letra este tratamiento, puedo asegurar que tu cabello se mantendrá en un balance normal, con un aspecto saludable y un brillo envidiable.

Otra alternativa sería la siguiente:

Receta 2

Ingredientes:

Un plátano, banana o guineo, cualquier nombre que le des, una cucharadita de margarina y una cucharadita de nueces.

Preparación:

En tu batidora o procesadora, mézclalos hasta lograr una consistencia de pasta.

Modo de empleo:

Con la ayuda de las yemas de tus dedos, y un peine de dientes anchos, distribúyelos sobre tu cabellera desde la raíz hasta las puntas de manera uniforme, coloca una gorra de baño dejando actuar por un espacio de veinte a treinta minutos; inmediatamente después, enjuagarlo en un recipiente con agua tibia que contenga el jugo de dos limones y usarlos como primer enjuague, esto nos ayudará a cortar el exceso de grasa en la mezcla, seguido de tu shampoo y acondicionador.

Teniendo en mente que todos los ingredientes en ambas recetas son altamente humectantes, sus beneficios aumentan al mezclarlos entre sí; con estas ideas podrás crear tu propia receta de acuerdo a tus posibilidades y deseos, ¡Toma ventaja de ello y disfruta los resultados!

Cabello reseco y maltratado

El cabello reseco y maltratado lo he relacionado así, ya que como resultado de los diferentes procedimientos químicos, calidad del agua y la mala elección de un buen shampoo y acondicionador, traen como resultado un cabello reseco, y por ende, maltratado.

No está de más mencionar que es de suma importancia la elección de un buen shampoo y acondicionador específicos para cabello reseco y maltratado.

A continuación te daré unas recetas y tips que te ayudarán a solucionar este problema.

Receta 1

Ingredientes:

Mayonesa, gorra plástica, toalla húmeda.

Modo de empleo:

Sobre cabello seco aplicarás mayonesa dejando dos pulgadas fuera de la raíz. Distribuirlo con la ayuda de las yemas de tus dedos. Coloca la gorra plástica cubriendo tu cabello y envuelve con la toalla en forma de turbante, previamente humedecida con agua tibia. Ayudará a que tu cabello aproveche los nutrientes de la mayonesa. Este tratamiento lo dejarás procesar por un espacio de veinte a treinta minutos, lavando con tu shampoo y acondicionador.

Receta 2

Ingredientes:

Una taza de yogurt natural, dos cucharaditas de miel de abeja y seis fresas.

Preparación:

Mezclar o licuar en tu procesadora hasta formar la consistencia de una crema.

Aplicación:

Reparte desde la raíz hasta las puntas, dejando actuar por un espacio de veinte a treinta minutos. Continúa con el lavado de shampoo y aplica acondicionador.

Otra idea muy efectiva es:

Receta 3

Ingredientes:

Un paquete de gelatina (sin sabor), una taza de yogurt natural, dos cucharadas de azúcar morena y una cucharada de aceite de resino.

Preparación:

Mezcla o procesa todos los ingredientes.

Aplicación:

Esparce en tu cabellera desde la raíz hasta la punta, colocando una gorra de baño y dejarla actuar por un espacio de veinte a treinta minutos. Finaliza con un buen shampoo y acondicionador.

Como tip adicional te recomiendo recortar las puntas de tu cabello por lo menos una vez al mes. Es sumamente importante abstenerte del uso de secadores, planchas e instrumentos calientes para estilizar, tanto como sea posible.

La frecuencia en el uso de estas recetas, dependerá de qué tan maltratado esté tu cabello; al principio será una vez por semana y tan pronto veas resultados lo harás una vez al mes, asegurando así el buen estado de un cabello brillante, sedoso y saludable.

Cabello grasoso

Te revelaré un secreto muy importante: La gente con cabello grasoso por años ha caído en el error de lavarse el cabello de manera muy frecuente, algunos lo hacen diariamente o hasta dos o tres veces al día, sin saber que lejos de limpiar su cabello y solucionar su problema, lo único que han hecho es reactivar las glándulas sebáceas, propiciando la segregación de una gran cantidad de aceites y agravando el problema de cabello grasoso.

En este caso te recomiendo empezar a utilizar las recetas que te daré a continuación, acompañadas por un shampoo diario durante una semana SIN el uso de acondicionador. Entre la primera y segunda semana, ya controlado el problema, lavar el cabello cada tercer día, obviamente con el shampoo adecuado; entonces podrás utilizar acondicionador, pero únicamente en las puntas.

Un excelente consejo es agregar a tu shampoo una cucharadita de leche de magnesia para ayudar a que los resultados y beneficios sean mejores a la hora de tratar el cabello grasoso.

Receta 1

Ingredientes:

Cuatro vasos de agua y la cáscara de dos naranjas.

Preparación:

Coloca los ingredientes al fuego a que hiervan, creando una infusión.

Aplicación:

Después de lavar el cabello con tu shampoo, lo enjuagarás con esta infusión dos veces por semana hasta lograr deshacerte del problema.

Receta 2

Ingredientes:

Medio vaso de vinagre de manzana y cuatro vasos con agua.

Preparación:

Mezclar a temperatura ambiente.

Aplicación:

Esta preparación deberás usarla después de lavarte el cabello con shampoo, dos veces a la semana, hasta solucionar el problema y después una vez al mes como mantenimiento.

Receta 3

Ingredientes:

Una papa, dos vasos con agua y el jugo de medio limón.

Preparación:

En una cazuela coloca el agua y la papa, deja cocinar por un espacio de quince minutos. Después retírala del fuego y exprime el jugo de limón.

Aplicación:

Después de lavar el cabello con tu shampoo, aplica la infusión y déjala reposar por cinco minutos; finaliza enjuagando con abundante agua.

Cabello fino

Debemos recordar que, a ciencia cierta, no existe todavía una solución mágica que nos ayude a engrosar nuestro cabello, ni mucho menos que nos haga obtener mayor cantidad que aquella con la que contamos, pero sí existen algunas soluciones que te podrán ayudar a lograr que tu cabello luzca más abundante y sano.

Receta 1

Ingredientes:

Seis zanahorias, un par de hojas de lechuga y algunos brotes de alfalfa.

Preparación:

Coloca los vegetales en un extractor de jugos.

Aplicación: ¡Bébelo!

Toma el jugo una vez al día, dos veces por semana durante un mes; después una sola vez al mes como mantenimiento.

Receta 2

Ingredientes:

Una botella de plástico con atomizador, tres cuartas partes de agua por una cuarta parte de una cerveza obscura.

Preparación:

Vierte los ingredientes en la botella de plástico, mezcla y coloca en el refrigerador.

Aplicación:

Cada vez que laves tu cabello, elimina el exceso de agua con una toalla e inmediatamente después saca tu botella del refrigerador y rocíalo con esta preparación.

Receta 3

(Para dar volumen al cabello)

Ingredientes: Media taza de agua y la cantidad necesaria de berros para formar una pasta.

Preparación:

En tu licuadora coloca y mezcla los ingredientes para obtener la consistencia deseada.

Aplicación:

Coloca la mezcla en tu cabello de forma uniforme, dejándola reposar por un espacio de veinte minutos. Después enjuaga con abundante agua, seguido de tu shampoo regular.

Para que el cabello luzca abundante, recomiendo usar un estilo en el cual el largo no sobrepase los hombros.

Evita los acondicionadores y fijadores para dar estilo.

Cabello grueso

El cabello grueso regularmente es asociado con el cabello rebelde y pesado.

Solución:

Receta 1

Ingredientes:

La pulpa de un aguacate, una cucharada de aceite de oliva y una yema de huevo.

Preparación:

Con la ayuda de un tenedor mezcla estos ingredientes en un recipiente, hasta lograr una pasta.

Aplicación:

Distribuye sobre el cabello, dejándola actuar por un espacio de cuarenta y cinco minutos.

Este procedimiento debe ser repetido dos veces por semana durante un mes. Tan pronto logres que tu cabello sea más fácil de manejar, repite el tratamiento una vez al mes.

Receta 2

Baños de Acondicionador

Realmente son una muy buena solución para el cabello grueso y rebelde.

Procedimiento:

Antes de lavar tu cabello con el shampoo, utiliza suficiente acondicionador en el cabello hasta saturarlo, después con las yemas de tus dedos date un masaje con movimientos circulares durante cinco minutos, continúa con tu shampoo y finaliza repitiendo este mismo procedimiento aplicando acondicionador nuevamente.

Además, visita a un buen estilista, él te puede recomendar un corte apropiado a tu tipo de cabello y a la forma de tu rostro.

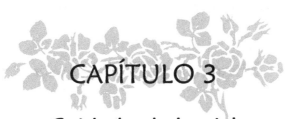

CAPÍTULO 3

Cuidado de la piel

EL CUIDADO DE LA PIEL

Iniciemos por saber que la piel es el órgano más grande que posee el ser humano. Es muy importante el cuidado que le demos, tanto como su mantenimiento. De ello depende el prolongar y lucir más jóvenes y con mucha energía por más tiempo.

Secretos para obtener una piel de durazno

Para una piel poco atractiva, marchita y sin brillo, la exfoliación es sumamente importante para deshacerte de las células muertas que se acumulan en nuestra piel.

Uno de *mis más íntimos secretos* que te ayudará a resolver esos problemas es el siguiente:

Lleva a tu baño media taza de azúcar, humedece tu piel con agua tibia y con tus manos toma porciones de azúcar y frota tu cuerpo, empezando por tu cara y con la ayuda de tus dedos. Da un masaje vigoroso y en forma circular hasta lograr que los gránulos del azúcar se diluyan.

Nuevamente toma otra porción de azúcar y repite la misma operación en las partes restantes de tu cuerpo, hasta llegar a los pies.

Obtendrás los beneficios de la exfoliación, dando como resultado una piel hermosa con un color más uniforme y de apariencia juvenil.

Mascarillas *Para piel seca*

Antes de la aplicación de cualquier mascarilla te recomiendo lavar tu cara y cuello con un jabón neutro. Es importante aplicarlas sobre tu cuello ya que también requiere de mucho cuidado. Con estas recetas lograrás tener una piel humectada y suave.

Receta 1

En una taza verter tres cucharadas de miel y con el jugo de medio limón verde elabora una mezcla; aplícalos sobre tu cara y cuello durante quince minutos. Retira la mascarilla con una buena cantidad de agua tibia.

Receta 2

En un recipiente pon tres cucharadas de arcilla y una cucharada y media de miel, mezcla y aplícalas sobre tu cara y cuello dejándolas reposar por espacio de veinte minutos e inmediatamente después enjuaga con abundante agua tibia.

Receta 3

A dos cucharadas de miel agrégale la yema de un huevo, mezcla perfectamente hasta lograr una consistencia cremosa.

Aplícala sobre tu cara y cuello por un espacio de veinte minutos, después retira con suficiente agua tibia.

Para piel grasa y con problemas de acné

Las siguientes mascarillas te ayudarán a resolver la sobreproducción sebácea de tu piel, así como también a mejorar problemas de acné.

Receta 1

Bate la clara de un huevo hasta llegar a punto de nieve, agrega el jugo de un limón y media cucharada de azúcar morena, cubre tu cara y cuello con esta mezcla y déjala por un espacio de veinticinco minutos, finalmente enjuaga con suficiente agua fresca.

Receta 2

En un vaso de licuadora agrega medio pepino, un cuarto de manzana roja y la clara de un huevo, licua hasta lograr una pasta homogénea.

Aplícala sobre tu rostro y cuello y déjala reposar durante veinticinco minutos e inmediatamente después retírala con una buena cantidad de agua tibia.

Receta 3

En un plato hondo coloca una papa hervida, y con la ayuda de un tenedor aplasta hasta lograr una pasta, agrega dos cucharadas de leche y el jugo de medio limón. Aplica sobre tu rostro y cuello y déjala actuar por un espacio de veinticinco minutos, entonces retírala con suficiente agua tibia.

PARA PIEL MIXTA

Es sorprendente que gran cantidad de personas presentan esta condición, pero con esta receta sencilla y fácil, extraída de *mis más íntimos secretos* te ayudaré a eliminar el problema y obtendrás como resultado una piel normal y espectacular.

Receta 1

En una taza agrega la raspadura de la cáscara de un limón, dos cucharadas de leche en polvo, una cucharada de cebada y agrega poco a poco agua tibia hasta lograr una pasta homogénea. Con la ayuda de las yemas de tus dedos aplícala sobre tu rostro y cuello, dando masajes rotatorios para estimular la circulación, por un espacio de un minuto y medio. Dejarla reposar por treinta minutos, retirándola con suficiente agua fresca.

Es un gran secreto que ayuda a la piel a mantenerse fresca y juvenil por muchos años.

Otro de mis grandes secretos y que resulta ser fabuloso, es esta sencilla mascarilla que da resultados increíbles desde la primera aplicación. Como el vino tinto contiene altos índices de antioxidantes, ayuda de manera mágica a regenerar y mantener juvenil y tersa tu piel, especialmente al combinarlo con miel de abeja:

Receta 2

Mezcla dos cucharadas de vino tinto con cuatro cucharadas de miel líquida. Aplica en tu rostro y cuello dejándola actuar durante veinticinco minutos. Retírala con suficiente agua fria con hielo. Desde el principio de su aplicación experimentarás una sensación incomparable.

Otro secreto que ha sido guardado con gran celo por grandes figuras del espectáculo, por sus resultados inmediatos a la hora de su aplicación, te ayudará a mantener una piel fresca, juvenil e hidratada; además, minimiza las líneas de expresión, ojeras, manchas causadas por la edad y actúa como un remedio antiinflamatorio. Se trata de la que menciono a continuación:

Receta 3

Necesitarás: Cuatro rebanadas de pan de caja sin corteza, una taza de leche entera fría, cuatro cucharadas de avena instantánea, veinte gotas del jugo de un limón verde y dos rodajas de papa o pepino (cualquiera que tengas al alcance).

Procedimiento:

Sobre un plato extendido alinea las cuatro rebanas de pan formando una hoja de papel tamaño carta, con la ayuda de una cuchara reparte la leche sobre los panes de manera uniforme y con la misma cuchara aplasta los panes para que se unan entre sí.

A continuación toma las hojuelas de avena instantánea y espárcelas sobre todo el pan, por último reparte las gotitas de limón sobre esta preparación. Posteriormente aplícala en cara y cuello en forma de mascarilla, dejando libre el área de los ojos y las fosas nasales.

Coloca rebanadas de pepino o papa sobre tus ojos. Tómate el tiempo de relajarte aproximadamente por veinte minutos, después retira la mascarilla con tus manos y para finalizar enjuágate los residuos con abundante agua fría.

Esta mascarilla es muy efectiva y la podrás usar por lo menos una vez al mes. También es muy recomendable emplearla antes de algún evento, ya que tu apariencia lucirá fresca y radiante.

También puedes aplicarla después de un gran acontecimiento, para recuperarte del ajetreo de la noche anterior. Estoy seguro que amarás esta mascarilla.

Disfruta los resultados.

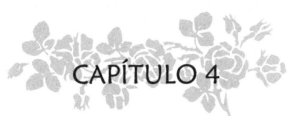

CAPÍTULO 4

La importancia del cuidado de cejas y pestañas

Tanto en hombres como en mujeres el cuidado y la atención de cejas y pestañas es muy importante. Las cejas y el cabello forman el contorno del rostro. Las cejas son el Mark de los ojos y de su forma depende la expresión de éstos, pues las cejas harán que luzcan alegres, tristes, enojados o cansados.

En casos extremos, pareciera que nuestros ojos están o muy juntos o muy separados, dando el aspecto de tener problemas de visión. Te recomiendo visitar a un profesional en diseño de cejas, para que te auxilie a tomar una buena decisión y darles la forma correcta acorde a tu rostro.

Continuarás visitándolo para conservar su apariencia una vez cada mes y medio.

Para fortalecer tus cejas y pestañas quiero recomendarte lo siguiente:

Receta 1

En un frasco pequeño, mezcla por partes iguales los siguientes aceites: aceite de ricino, aceite de almendras dulces y aceite de aguacate.

Todas las noches tomarás una gota de aceite y con la ayuda de tus dedos índice y pulgar frotarás esta gota para entibiar el aceite.

A continuación te darás un masaje a cada ceja de atrás hacia adelante y viceversa por treinta segundos. En seguida tomarás otra gota y la calentarás con la ayuda de tus dedos para dar ahora un masaje suave a tus pestañas.

Este tratamiento ayudará a que tus cejas y pestañas se fortalezcan y luzcan abundantes.

También puedes agregar cinco gotas de esta mezcla a tu rímel o máscara, ya que las propiedades de estos tres aceites beneficiarán enormemente a tus pestañas en cada aplicación.

Receta 2

(Para beber)

Un excelente preparado consiste en: El jugo de dos zanahorias, el jugo de cuatro naranjas, una cucharada de miel de abeja, una cucharada de nuez, una cucharada de piñones y una cucharada de polen de flores.

Elabora un jugo con estos ingredientes y tómalo por las mañanas durante mes y medio. Tus pestañas estarán más fuertes y hermosas como resultado de las vitaminas que te brindará este jugo.

LA MAGIA DE OBTENER Y MANTENER UNOS LABIOS ENVIDIABLES

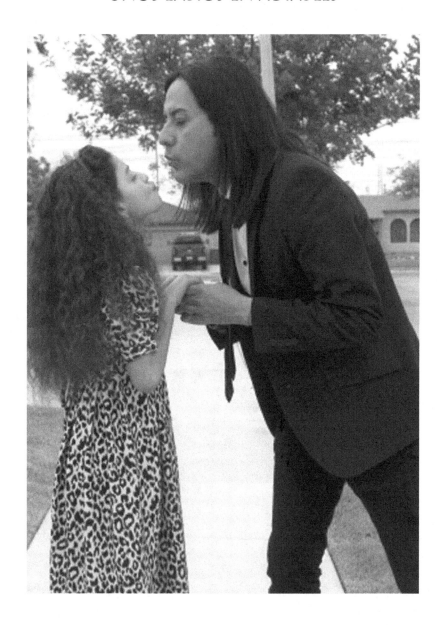

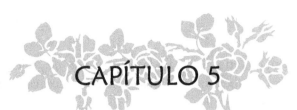

CAPÍTULO 5

Me resulta difícil entender por qué la mayoría de la gente se ha olvidado de esta parte fundamental de su cuerpo.

Es de suma importancia brindarle atención y cuidados de estética a nuestros labios, como a cualquier otra parte de nuestro cuerpo, ya que también se ven afectados directamente por los distintos cambios de clima, los rayos del sol, el aire, el frio y la edad.

Las alternativas que te ofrece la cosmética, suelen ser los lápices labiales comerciales, que habitualmente contienen químicos y colorantes que, lejos de beneficiar a tus labios, suelen dañarlos más, disminuyendo su color natural, volviéndolos resecos y sensibles.

A continuación te doy algunos remedios que resolverán estos problemas y que te ayudarán a tener unos labios hermosos y saludables.

Receta 1

Labial de chocolate.

Para su preparación necesitas un cuarto de cucharadita de chocolate rallado, una cucharadita de manteca de cacao, una cucharadita de aceite de coco y una cucharadita de vitamina "E".

En un recipiente que puedas meter al microondas, verter todos los ingredientes y calentarlos durante treinta segundos. Revuélvelos hasta que se mezclen. Espera hasta que esté frío y aplícalo en tus labios y también antes de que uses tu labial.

Receta 2

Bálsamo de aceites.

Para esto necesitarás dos cucharadas de aceite de caléndula, media cucharada de cera de abeja rallada, dos cucharadas de manteca de cacao y una de aceite de trigo.

Todos estos ingredientes se funden en baño María, hasta que se mezclen. Verter en pequeños tarritos de cristal y guardarlos para que se conserven en buen estado. Aplica sobre labios agrietados.

Receta 3

Brillo labial.

Este brillo es excelente para usarlo encima de tu labial para darle una apariencia húmeda y sexy. También podrás usarlo solamente sobre tus labios naturales.

Los ingredientes son: Una cucharadita de miel de abeja, tres cucharaditas de manteca de cacao.

Para su preparación, funde estos ingredientes en baño María. Ponlo en pequeños recipientes de cristal y comienza a disfrutar de sus beneficios.

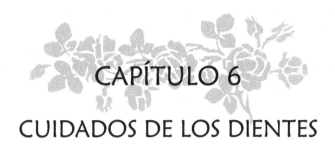

CAPÍTULO 6

CUIDADOS DE LOS DIENTES

El cuidado de los dientes

Para tener una sonrisa atractiva y mantener la salud no tan solo de tus dientes sino la tuya propia, existen reglas infalibles que debemos cumplir. Ante todo hay que visitar a tu dentista dos veces al año y seguir al pie de la letra sus recomendaciones.

Como tip te recomiendo hacer tu primera visita días antes a tu cumpleaños para tenerlo como referencia de una fecha importante y también considerarla seis meses después para la siguiente visita.

El que te cepilles de una manera enérgica no es suficiente ni quiere decir que tus encías y dientes quedarán completamente limpios, más bien lo único que lograrás es dañar el esmalte y tus encías. Te sugiero utilices un cepillo de cerdas mediano y te cepilles en un ángulo de cuarenta y cinco grados y en movimientos circulares por un lapso no menor de tres minutos.

Evita en lo posible bebidas como el té, así como otras que contengan cafeína, el vino tinto y sobre todo el cigarrillo, pues manchan paulatinamente tus dientes.

En caso que no puedas evitarlo, en la medida de lo posible lava tus dientes inmediatamente después de que hayas consumido estas bebidas o de haber fumado. De esta forma ayudarás a disminuir las desagradables manchas.

Te recomiendo evitar ingerir con mucha frecuencia alimentos y bebidas que contengan cítricos, pues degradan el esmalte de tus dientes. Con el cítrico pierden sus minerales protectores; hay que darles tiempo para que se recuperen; y si los lavas habiendo ingerido alguna clase de cítricos, degradarás muy fácilmente la capa de esmalte, lo cual no es nada recomendable.

Tip:

Para mantener unos dientes blancos con una receta casera, humedece tu cepillo con una mezcla de agua y bicarbonato, agrega la pasta de tu preferencia y a continuación cepíllate como de costumbre.

Esta receta casera será utilizada solamente una vez por semana pues de lo contrario puedes sensibilizar demasiado tus dientes y encías.

Los enjuagues bucales serán tus mejores aliados, ya que no solamente te ayudarán después de cepillarte los dientes, sino que aseguran una limpieza profunda y prolongan un aliento agradable.

Pueden ser usados como alternativa, aunque de manera esporádica, cuando no haya la oportunidad de realizarte un cepillado dental como debe ser.

El hilo dental tiene que ser tu aliado incondicional pues te ayudará a mantener unas encías sanas y por consecuencia tus dientes.

Las pastas que contienen blanqueadores requieren de especial atención, porque contienen abrasivos que precisamente son los que ayudan a conseguir unos dientes más blancos; sin embargo, no abuses de ellos para evitar problemas de sensibilidad a futuro. No olvides que tu cepillado debe hacerse tres veces al día.

Y recuerda:

No hay nada que pueda compararse con una bella sonrisa.

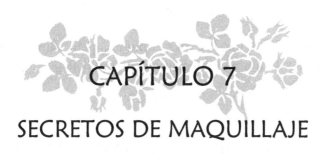

CAPÍTULO 7

SECRETOS DE MAQUILLAJE

Secretos de maquillaje

Sin duda alguna, nuestro rostro es la parte que llama más la atención de nuestro cuerpo. Por esa gran razón hay que dedicar un tiempo mínimo para estudiar nuestros rasgos faciales y así descubrir los puntos fuertes y los débiles.

Si cuentas con unos ojos grandes se te facilitará la manera de maquillarlos y llamar la atención, sin embargo, si tus ojos son muy pequeñitos y separados, debes aprender a maquillarlos correctamente para causar el efecto contrario.

Aunque existen diferentes tipos de ojos y miradas, algunas reglas generales facilitan la tarea y diagnóstico.

Tipos de ojos

Ojos separados. La nariz por ser un punto medio te permite darte cuenta que los ojos están separados porque básicamente se encuentran alejados de la nariz.

Ojos hundidos. Fáciles de detectar por su apariencia, con una sensación de tristes y caídos, por lo que debes poner mayor atención para que con los colores del maquillaje puedas brindarles alegría.

Ojos grandes. Ellos transmiten confianza y seguridad, sin embargo, debes asegurar con el color del maquillaje sus rasgos y belleza.

Ojos pequeños. Sin duda los más comunes, pero también tienen su encanto propio y si aplicas las técnicas de maquillaje perfectas obtendrás el efecto deseado.

Pinceles y utensilios para maquillaje de ojos

Es necesario que adquieras pinceles, utensilios y sombras adecuadas y de buena calidad para no dañar la piel.

Pincel grueso. Este te ayudará a la hora de utilizar las sombras en polvo de diferentes colores.

Pincel alargado y de cerdas cortas. Este te facilita la tarea a la hora de aplicar colores claros, también para difuminar las sombras en pliegue del párpado. Muy útil para matizar los colores claros con oscuros. Su mayor uso es en las zonas amplias del párpado, cerca de la ceja.

Pincel con esponja. La esponjita absorbe el color para poderlo extender en mayor cantidad. Sumamente indicado cuando aplicamos colores oscuros, ya que profundiza y da más forma al ojo.

Rímel ó mascara para las pestañas. El color negro es el de mayor uso para dar una apariencia de naturalidad a nuestras pestañas y puede ser usado sobre cualquier color de pestañas.

Rizador para pestañas. Este es un implemento de uso básico para aquellas personas que tienen las pestañas extremadamente lacias y hacia abajo y se usa desde el nacimiento de las pestañas hasta la punta, aplicando una presión suave para evitar dañarlas y romperlas.

MIS TESOROS Y SECRETOS MAS ÍNTIMOS

De mis tesoros y secretos más íntimos sobre maquillaje, pongo estos a tu alcance y disposición, para que puedas lograr una nueva imagen, digna de una diva de Hollywood.

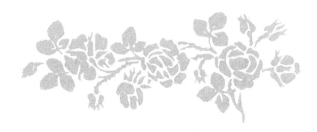

Preparación de la piel

Para lograr un maquillaje perfecto, la piel tiene que ser preparada con anterioridad para lograr la apariencia de durazno.

Paso número uno.

Comenzarás por lavar tu cara con un jabón neutro para asegurar una piel limpia y libre de impurezas. Aplicarás una crema humectante de acuerdo a tu tipo de piel. Enseguida toma algunos cubitos de hielo envuélvelos en un pañuelo y con ellos frota de manera suave sobre tu cara y cuello, esto te asegura una humectación perfecta. Ayudará a sellar el humectante y cerrar tus poros para prolongar la vida de tú maquillaje.

Paso número dos.

¿Cómo elegir una base de maquillaje perfecta? Tu brazo y antebrazo poseen dos tonos de piel completamente diferentes, obviamente uno más claro y el otro oscuro. Realiza una prueba con una base de maquillaje y aplica un par de gotas sobre tu brazo y después en tu antebrazo, considerando que la base tendrá que ser un tono más claro que el color de tu piel.

En un principio notarás que el color se ve más claro, pero después de algunos minutos notarás cómo se adapta al tono de tu piel, dando una apariencia perfecta.

Correctores de imperfecciones y polvos

Correctores.

Adquiere correctores de imperfecciones en forma de labial y de base cremosa. Siempre utiliza un tono más claro que el color natural de tu piel. Este corrector lo aplicarás sobre ojeras y manchas oscuras.

La forma perfecta será trazando un línea recta para después con la yema de tu dedo medio dar suaves golpes que ayudarán al corrector a distribuirse de forma uniforme. Serás tu propio juez para determinar hasta dónde debes utilizarlo para alcanzar a cubrir la mancha u ojera sin difuminar, y cumplir el cometido de cubrir las imperfecciones.

Polvo translúcido.

Este producto es un arma muy importante, ya que su función es la de cubrir el bello superfluo, evitar la apariencia grasosa y sobre todo alargar la vida de tu maquillaje. La forma de aplicación será con la ayuda de una brocha gruesa especial para polvo translúcido.

Aplica el polvo con movimientos circulares cubriendo el rostro y el cuello sin miedo de pasarlo por párpados y labios ya que éste servirá como base para la aplicación de sombras, rímel o máscara y el labial.

Polvo de diseño para las cejas.

Usando un pincel de ángulo y un color de sombra lo más cercano al tono natural de tus cejas, procura dibujarlas siguiendo su contorno, resaltando así su belleza natural.

Sombras para los párpados.

Una forma segura de maquillar tus ojos es utilizar colores neutros como son: beige, marrón, gris, blanco y negro, pues son fáciles de combinar con cualquier color de ropa y son apropiados para cualquier tono de piel.

Los colores claros y suaves deben emplearse sobre las zonas donde se refleja la luz para crear una sombra de color, continuando con los colores de tonos medios, estos deben ser aplicados sobre el párpado móvil, a continuación utilizar un lápiz delineador de ojos en tono negro o carbón y trazando suavemente una línea siguiendo la forma natural de tus pestañas superiores e inferiores.

Finaliza con la aplicación de rímel o máscara. Recuerda que su aplicación es desde la raíz hasta las puntas. Deberás repetirlo tantas veces sean necesarias para adquirir el espesor y el largo deseado, consiguiendo el efecto hermoso y sexy que buscas.

Este tipo de maquillaje lo recomiendo para todo tipo de ojos, primordialmente para ojos pequeños por el efecto de luminosidad que estos colores nos brindan.

Para maquillar unos ojos de grandes a medianos te sugiero utilizar tonos suaves sobre las zonas en las que se refleja más la luz para crear una sombra artificial. Posteriormente da un toque de sombra más clara debajo de la ceja y hacia fuera ahora sobre el párpado móvil. Utiliza los colores que combinen con el tono de la ropa que hayas elegido.

Para finalizar, te sugiero utilizar un delineador de ojos especialmente en la parte superior de los mismos. El grosor de la línea dependerá qué tanto desees minimizar su apariencia. Con respecto a la línea inferior del ojo, te recomiendo seguir la forma natural de tus pestañas para que luzca bien.

Para personas que tengan los ojos saltones, jamás se debe abusar de los tonos con brillo o demasiada luz, de hecho es mejor que te mantengas tan alejada de ellos como sea posible.

Los tonos de acabado mate son los más adecuados para este tipo de ojos, de esta manera podrás corregir y mejorar su apariencia.

Aplicación del rubor

Este depende al tipo de maquillaje que vas a elegir.

A continuación te doy algunos tips que te brindarán una apariencia armoniosa y natural que resaltará tu belleza.

La aplicación del rubor generalmente va antes de maquillar tus labios e inmediatamente después de colorear tus ojos. Aunque esto no es una regla general, así que si lo deseas, puedes aplicarlo al finalizar para balancear el rostro.

El color del rubor perfecto es el color natural de tu sonrosado, para eso presiona un poquito tus mejillas con la ayuda de tus dedos, el color que resulte de esta acción será el color indicado que debes tratar de igualar.

Recuerda que tu rubor será un complemento para tu piel, no para tu lápiz labial; uno de los errores más comunes que muchas mujeres cometen es el de usar un rubor semejante a su lápiz labial, que en la mayoría de los casos termina siendo muy pálido, y en otras, demasiado oscuro.

Los diferentes tonos de rubor o blush suelen ser utilizados para atraer la atención a determinados puntos y esculpir el rostro, aunque para hacer esto se necesita ser muy hábil y regularmente se utiliza para un maquillaje de fiesta, más no de diario.

Notarás que el rubor o blush viene en varias presentaciones desde, líquidos, en crema y en gel. Es aquí donde comparto contigo otro de mis secretos profesionales de maquillaje:

Regularmente, yo prefiero el rubor en polvo para dar un toque muy natural que no puede de ninguna manera compararse con los otros. Solamente en casos de piel muy reseca suelo utilizar el rubor en crema, gel o líquido, ya que te proporcionan un toque de hidratación.

Para su aplicación es indispensable hacer uso de un pincel profesional si deseas un mejor acabado. En el mercado existen dos tipos de pinceles, el angular y el normal.

El tamaño del pincel debe ir en proporción al tamaño de tu rostro. Carga tu pincel con el rubor de tu elección y después sacúdelo al aire para eliminar el exceso. Para utilizarlo sonríe y en el punto más sobresaliente de tu mejilla aplícalo con movimientos rotativos, deja de sonreír y expande el color con tu brocha en dirección hacia tus sienes u orejas, claro sin llegar a ellas y, esto se hace de un pincelazo que debes repetir, en caso de no ser suficiente.

Los rubores líquidos o en gel deben aplicarse con la ayuda de una esponja o de tus dedos.

En caso de que tu rostro sea llenito o ancho aplica el rubor en la punta de los pómulos tratando de mantenerlo en el cuadro del ojo, de lo contrario, si te extiendes, tu rostro se verá más ancho.

Los colores de rubor más fuertes pueden ser utilizados únicamente en casos de maquillaje dramático y para fiestas de noche.

Existe un tipo de rubor llamado bronceador, que es estrictamente para la temporada de verano ya que refleja básicamente la exposición y el colorido de los rayos solares, tornándose así en tonos naranja hasta llegar a un café tostado; esto favorece a tu piel, dándole apariencia de unas buenas vacaciones de verano.

Cómo escoger el color apropiado para tus labios

Existe una gran variedad de colores, aunque hay sólo una forma de aplicarlo. Te sugiero que cuando acudas a comprarlo te asegures que el labial contenga humectantes.

Para colorear tus labios es necesario comenzar por delinearlos con un lápiz neutro siguiendo la línea natural de tus labios, o salirse ligeramente en caso de labios muy delgados, para ello utiliza una brocha para labial. Rellena de color tus labios de una manera fácil y para terminar puedes usar una servilleta presionándola con tus labios, eliminando así el exceso y sellar tu labial.

En esta recomendación, solicito especial atención a la siguiente regla:

La cantidad del color de tu maquillaje debe estar relacionada con las horas del día; por ejemplo: durante las primeras horas de la mañana, cuando se cuenta con mayor cantidad de luz natural, debes usar menor cantidad de color, así como menor profundidad del mismo. Por el contrario, al llegar la noche, debes usar mayor cantidad de color y profundidad, debido a la ausencia de luz natural.

Utiliza tu sentido común siguiendo esta regla simple y tendrás una apariencia espectacular, con un maquillaje digno de una diva.

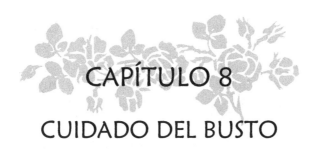

CAPÍTULO 8

CUIDADO DEL BUSTO

Estrategias para mantener un busto firme y juvenil.

El busto es una parte del cuerpo al que la mayoría de las mujeres no proporcionan el debido cuidado, trayendo consigo problemas que van desde las estrías hasta la flacidez causada por la edad, por subir y bajar de peso, por malos hábitos o por el embarazo y la lactancia. A continuación te ofreceré una relación de ideas a seguir para que conserves un busto firme, hermoso y juvenil.

Tip número uno.

Te recomiendo mantener un peso estable y, en caso de que desees disminuirlo, la manera de hacerlo tiene que ser paulatina; de lo contrario, la pérdida de peso repentina y sin control trae como consecuencia que tu busto se vuelva flácido.

Tip número dos.

Una postura correcta es verdaderamente importante. Obsérvate a ti misma valiéndote de espejos que se encuentren a tu alrededor y corrige tu postura colocando tu espalda recta, ya que esto balancea tu cuerpo y tus senos lucirán levantados.

Tip número tres.

Asegúrate de que el tipo de sostén que compres sea el adecuado para el tamaño de tu busto.

Si utilizaras un sostén de una talla menor a la tuya, te provocará incomodidad y maltrato; por otro lado, si usas uno más grande no te brindará el ajuste apropiado.

Tip número cuatro.

El ejercicio que ayuda a la parte superior del torso y los brazos, son maravillosos para mantener la firmeza de tus senos.

Tip número cinco.

Toma una pelota pequeña de goma y con los brazos extendidos hacia el frente, intenta apretarla con fuerza durante diez segundos, repitiendo este ejercicio al menos cinco veces al día.

Tip número seis.

Utilizando las palmas de tus manos, acércalas a tu pecho y presiona una con la otra haciendo tensión por algunos segundos, repítelo al menos cinco veces al día.

Un último consejo muy efectivo:

Recostada sobre el piso, toma una pesa de una libra en cada mano o, en su defecto, una botella con agua, sostenla con tus manos subiéndolas en forma vertical sin doblar los codos diez veces seguidas una vez al día.

Y una recomendación muy especial:

Examina tus senos con regularidad para identificar cualquier cambio que tengas de la siguiente manera: coloca tu mano detrás de la cabeza y apoyándote con los dedos de la otra, toca alrededor del busto y en tus axilas, repitiendo la misma acción del otro lado, uno o dos días después de tu período.

Si detectas alguna protuberancia, bulto, sensación diferente a la habitual o cambio de color en el pezón, consulta a tu médico general, él te indicará el siguiente paso.

CUIDADOS DE MANOS Y PIES

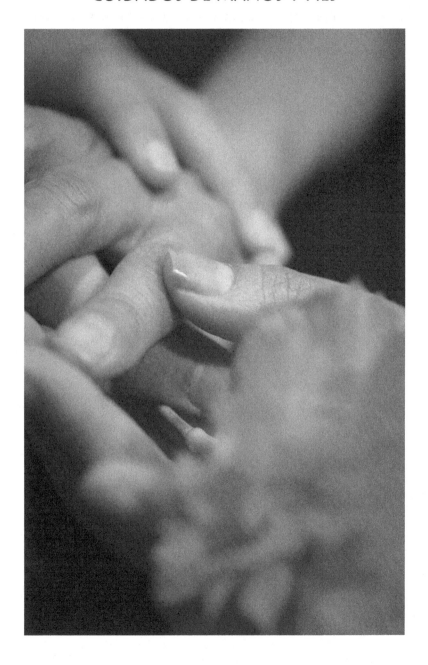

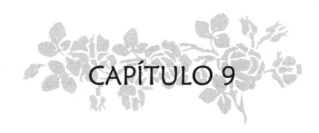

CAPÍTULO 9

Cuidado de las manos

Las manos son una parte importante del cuerpo que, sin duda alguna, revela algo de nuestra personalidad. Sin embargo, debido a nuestras actividades cotidianas, las utilizamos y exponemos a que sufran agresiones a cada momento por el uso de productos como detergentes, limpiadores, cloro, al frío el calor y el agua.

Por lo tanto es de suma importancia brindarles un cuidado extraordinario sometiéndolas a diferentes tratamientos de hidratación y nutrición para poder lucir unas manos suaves con apariencia agradable.

Existen una serie de tratamientos caseros que a continuación te indico, que son tal cual como los aplican en los SPAs donde los famosos asisten. Estos realzarán la belleza de esa parte especial de tu personalidad que forma parte de ti.

Tratamiento número uno

En un tazón, agrega la mitad de agua tibia, enseguida coloca una cucharada de germen de trigo y cinco gotas de esencia de limón. Mezcla todos estos ingredientes y sumerge tus manos hasta que el agua pase de tibia a fría. Saca tus manos y toma un poco de azúcar con la ayuda de tus dedos y espárcela sobre tus manos.

Frota ambas manos dándote masaje. El azúcar es un exfoliante natural que ayuda a liberarte de células muertas y a que tu piel se sienta y luzca más refinada; además, la coloración de tu piel será aproximadamente dos tonos más claros de su color usual.

Para finalizar seca tus manos y agrega un hidratante natural que tú misma prepararás a base de cinco gotas de glicerina y cinco gotas de agua de rosas. Frota tus manos hasta que esta loción desaparezca. La sensación te dejará sin palabras.

Tratamiento número dos

Este procedimiento tiene que ser practicado por la noche antes de irte a dormir.

Preparado a base de miel y papa.- Hierve y pela una papa hasta conseguir una consistencia suave, enseguida ponla en un tazón y agrega tres cucharadas de miel líquida más un chorrito de leche. Bate todos estos ingredientes. A continuación aplica esta pasta y masajea tus manos durante cinco minutos.

Después descansa tus manos por quince minutos, entonces enjuaga con suficiente agua corriente, continúa secando tus manos suavemente. Ahora toma unas gotas de aceite de olivo y date un masaje con estas gotas. Luego coloca unos guantes de algodón para dormir los cuales retirarás hasta el día siguiente.

Tratamiento número tres

Tratamiento casero con leche entera de vaca.- Por la noche, antes de irte a dormir, coloca en un tazón leche entera de vaca hasta la mitad con medio sumo de limón. Sumerge tus manos en estos ingredientes por diez minutos y finaliza enjuagando tus manos con agua templada. Enseguida coloca en la palma de tu mano seis gotas de glicerina y da un masaje suave a tus manos hasta que la sensación grasosa desaparezca. Los resultados son impactantes.

Como conseguir uñas claras, fuertes y saludables

Las uñas revelan un gran porcentaje de tu personalidad; al igual que tus manos, constituyen tu mejor tarjeta de presentación. Recuerda que cada detalle cuenta.

Estos son algunos pequeños, pero muy importantes detalles para mantener la buena salud y apariencia de tus uñas.

Por ningún motivo te comas las uñas ni sus cutículas. Para luchar contra los daños que te dan los detergentes, jabones e ingredientes que son utilizados en diferentes actividades de limpieza doméstica, usa unos guantes de algodón recubiertos de caucho para evitar el contactos con estos ingredientes nocivos para la salud de tus uñas y tus manos.

Corta tus uñas después del baño.

Mi recomendación:

Es mejor limar las uñas con cuidado y proporcionales una forma estética, por lo tanto, evita cortarlas con tijeras o cortaúñas. Píntate las uñas con esmaltes de buena calidad evitando los esmaltes de secado rápido, pues estos están hechos con una base de acetona, ingrediente altamente perjudicial para tus uñas, pues les provoca fragilidad y decoloración.

Mantente alejada de removedores para esmalte de uñas con base de acetona y prefiere removedores de esmalte libres de este solvente.

Evita a toda costa la manía de comerte las uñas. Lo primero que tienes que hacer es vencer el stress, la ansiedad y sobre todo la timidez. Solicita a tu médico te recete vitaminas como son: vitamina B1, vitamina B2 y vitamina D.

Receta 1

También utiliza tintura de aloe, ésta te ayudará para que tus uñas sean más fuertes y dado el sabor tan desagradable de esta solución, evitará el deseo de comerte las uñas.

Receta 2

Frota con un algodón empapado en vinagre blanco tus uñas, esto te brindará como resultado garantizado su blancura.

Receta 3

Haz una mezcla de bicarbonato con agua y con un cepillito blando talla tus uñas por debajo.

Receta 4

Una vez por mes practica esta efectiva receta para aclarar y desmanchar tus uñas. Remójalas en 250 ml de agua caliente y una cucharada de agua oxigenada por diez minutos.

Receta 5

Una receta sencilla para mejorar la resistencia de tus uñas y la cutícula, será frotarlas con la ayuda de un algodón empapado de aceite de oliva y unas gotas de vitamina B.

Receta 6

Para uñas frágiles no hay nada mejor que dejarlas remojar en una mezcla de agua mineral y polvo de algas, ambas son ricas en silicio. Después de elaborar esta mezcla sumérgelas durante veinte minutos y repite este tratamiento al menos cuatro veces al mes, hasta lograr unas uñas fuerte y saludables.

Cuidado de los pies

¿Cómo podríamos olvidarnos de esta parte tan importante de nuestro cuerpo? Es indispensable el cuidado de los pies. ¿Cómo olvidarnos del apoyo que nos han brindado a lo largo de nuestra vida, desde nuestros primeros pasos, hasta hoy al realizar nuestras actividades cotidianas, disfrutando de una buena caminata por la playa o el parque; y, ¿por qué no?, ¡bailando!

Un sinfín de cosas que podría mencionar, sin que a ellos les importe nuestro peso ni los distintos caminos que tomemos. Hay razones de sobra para brindarles un cuidado supremo para agradecerles todo lo que ellos hacen por nosotros.

Desafortunadamente, la edad, las enfermedades, la mala circulación, el uso de zapatos de una talla que no nos corresponde, uñas mal cortadas, etc., tienen efectos negativos para los pies.

Ciertos problemas suelen ser, con toda seguridad, síntomas de alguna condición médica seria: como artritis, diabetes o trastornos neurológicos y circulatorios.

Para prevenir estos problemas, debemos tratarlos muy bien, haciendo una observación minuciosa de tus pies de forma regular con el podólogo, que está especializado en proporcionar el tratamiento adecuado en la gran mayoría de los casos, aunque en ocasiones se necesita recurrir a un médico ortopedista o, según el caso, con un dermatólogo.

Rutina 1

Después de tus actividades diarias, incluyendo tu trabajo, siéntate o acuéstate elevando tus pies a una altura de dos pies o aproximadamente sesenta centímetros. Una vez arriba, realiza estiramientos y movimientos circulares suavemente durante diez minutos, sobre todo si has estado sentada o parada por largos períodos.

Rutina 2

En una tina pequeña donde puedas sumergir los pies, agrega agua tibia, cuatro cucharadas de sal de Epsom y una taza de leche entera caliente.

Relaja tus pies sumergiéndolos en esta agua preparada durante veinte minutos. Sécalos con una toalla y continúa con la ayuda de una secadora para el cabello, hasta que hayan quedado completamente secos, sobre todo, entre los dedos y las uñas.

Este es un excelente momento para darte un suave masaje con un buen aceite, de preferencia el de almendras dulces, ya que te ayudará a estimular la circulación.

Rutina 3

El uso de una piedra pómez a la hora de bañarte, para tallar suavemente el área de los talones, te ayudará a evitar y eliminar endurecimientos.

Finaliza haciendo tu secado como te sugerí antes y agrega unas gotas de glicerina para brindarles mayor suavidad.

Rutina 4

Una vez por mes, antes de irte a dormir, masajea tus pies con manteca de cacao, luego cúbrelos con una bolsa plástica y encima colócate unas medias. A la mañana siguiente tendrás pies suaves y sedosos.

Si tienes pies cansados y adoloridos, sumérgelos en una tina ya preparada con un galón de agua tibia, cinco gotas de aceite esencial de lavanda y dos cucharadas de sal marina, por aproximadamente veinticinco minutos.

La sal de mar es excelente para calmar los dolores en los pies cuando se utiliza con la combinación de agua tibia, además que es benéfica para prevenir infecciones de la piel, dolor o grietas.

Por su parte, la lavanda añade poderes curativos propios de los aceites esenciales, alivia el dolor de los músculos, dejando un rico olor a tus pies.

Recuerda que después del baño es el momento ideal para darle forma a tus uñas usando una lima de manicure.

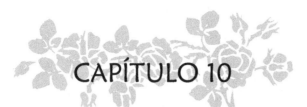

CAPÍTULO 10

EL CUIDADO DE CODOS Y RODILLAS

Los codos y las rodillas son partes del cuerpo fácil de tratar, pero con mucha frecuencia olvidadas.

Existen cuatro procedimientos básicos de belleza corporal y facial:

La limpieza, la nutrición, la exfoliación y la hidratación, los cuales tienen que realizarse en todo tu cuerpo, sin embargo, estoy seguro que no ponemos mucha atención para realizar estos tratamientos y aplicarlos correctamente en las partes donde se necesitan.

Sin duda la piel que cubre los codos y las rodillas son las partes más ásperas y resecas de nuestro cuerpo. Solo imagina si encima de esto sufren de falta de cuidado y atención, provocando que se tornen con un aspecto muy rugoso y poco atractivo.

Estas partes están sumamente expuestas y sus glándulas sebáceas se encuentran irregularmente distribuidas, aunado al roce que sufren con nuestra ropa y objetos que empeoran aún más su apariencia. Te aseguro que de nada te servirá tener unas piernas bonitas y brazos atractivos sin dar el cuidado adecuado a tus codos y rodillas.

Receta 1

Toma un baño con agua tibia para suavizar tu piel. Prepara con mantequilla, sal marina fina y aceite de almendras, una crema para dar masaje con movimientos circulares durante cinco minutos en cada rodilla y codo. Posteriormente retira con agua tibia y finaliza aplicándoles algunas gotas de aceite de almendras.

Receta 2

Otra receta efectiva es la siguiente: mezcla dos cucharaditas de azúcar y el sumo de medio limón, date un masaje suave por aproximadamente dos a cuatro minutos, dejándolo reposar otros minutos. Enjuágate como de costumbre.

Receta 3

El limón puede ser usado por sí solo. Exprime un limón y remoja un algodón en este jugo y úntalo en estas partes de tu cuerpo.

Nota importante: **Jamás debes exponerte al sol después de aplicarte el limón, ya que los resultados se revertirán poniendo tu piel más obscura.**

Receta 4

Otra opción muy interesante y que te dará resultados excelentes, es aplicarte yogurt mezclado con avena. Déjalo reposar durante diez minutos. Después enjuágate ligeramente y seca tu piel dejándola un poco húmeda para que aproveche los resultados de hidratación de este preparado.

Receta 5

Haz una combinación con el jugo de medio limón o aloe vera, dos cucharadas de azúcar morena, una cucharada de aceite de oliva y unas gotas de esencia de jazmín.

Después de haberte bañado, aplica con la ayuda de un estropajo o esponja esta pasta en las zonas afectadas, por aproximadamente cinco minutos. Continúa enjuagándote ligeramente y permite que tu piel absorba los beneficios.

Todos estos tratamientos se deben realizar por lo menos una vez a la semana hasta que observes resultados. Después, como mantenimiento, aplícalos una vez al mes.

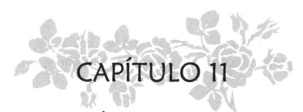

CAPÍTULO 11

PREVENCIÓN Y TRATAMIENTO DE LAS ESTRÍAS

Prevención y tratamiento de las estrías

La distensión de la piel es la causa principal de la ruptura de las ligas elásticas de la misma, provocándonos de esa manera las estrías.

Particularmente las áreas afectadas son: el antebrazo, el vientre, los muslos el pecho y los glúteos.

Cuando las estrías aparecen son muy fáciles de identificar, ya que comienzan en un color rojo azulado y más tarde cambian a un tono blanco amarillento.

Debo comentarte que anteriormente se creía que este problema atacaba únicamente al género femenino, y más tarde se descubrió que también afecta al género masculino.

Comienza a aparecer en los adolescentes, sin distinción de sexo, aunque en el caso de los hombres el vello superfluo lo beneficia, disimulándolo y haciéndolo pasar desapercibido.

Los factores que provocan esta condición son: el estiramiento de la piel por el embarazo, cambios bruscos de volumen del tejido conjuntivo el cual sirve para unir y dar estructura a las diferentes partes del cuerpo y hasta por el estreñimiento; algunas irregularidades hormonales debilitan en general los tejidos e impiden a la vez la formación de las células de la epidermis y los fibroblastos en la dermis.

Por último, los problemas de tipo nervioso alteran la respiración y el oxígeno no se aprovecha de manera regular, alterando el estado de la piel.

Solución

Reactiva los tejidos dañados haciéndolo de la siguiente manera: toma un poco de aceite de almendras dulces y utiliza tu dedo pulgar e índice para *pellizcar* el fondo de las estrías con un suave movimiento de rodillo con los dos dedos a la vez; repite diez veces seguidas, cada dos días.

Un gran aliado para mejorar el aspecto de las estrías, es el ejercicio, ya que activa la circulación sanguínea y mejora la elasticidad de tu piel.

En el caso de mujeres embarazadas, es muy importante mantener la hidratación de la piel del abdomen para que las fibras elásticas se tensen sin romperse, debido al aumento de volumen. En este caso, haz un masaje suave en el abdomen haciendo uso del aceite de almendras dulces. Estos masajes tienen que ser realizados diariamente después de ducharte y durante todo el embarazo.

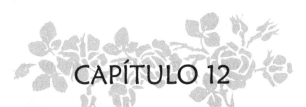

CAPÍTULO 12

CONSEJOS Y TRUCOS PARA LA CELULITIS

La celulitis no es otra cosa que la acumulación de una materia gelatinosa que está compuesta por agua, grasa y toxinas abajo del tejido subcutáneo.

Las personas que llevan una vida sedentaria, las que se exceden en la alimentación por la ingestión de sustancias tóxicas para el organismo, una deficiente función ovárica, los cambios emotivos y la descompensación del sistema neurovegetativo, son algunos de los elementos que favorecen este padecimiento.

Ambos sexos indistintamente sufren de esta condición, aunque definitivamente las mujeres son las que más frecuentemente padecen de celulitis.

Los puntos estratégicos donde podemos observar esta formación son:

El abdomen, las caderas, la parte baja de la espalda, la columna vertebral, muy común en la cara externa de los brazos y la nuca. Aunque con regularidad se le confunde con obesidad, sobre todo en las rodillas y tobillos, es aún más notoria en la cara externa de los muslos.

La guerra contra la celulitis debe ser constante y nunca bajar la guardia. Existen varios tratamientos de prevención, aunque yo te revelaré algunos de mis mejores secretos:

* Primero que nada, lleva una vida muy sana, llena de actividad, evitando estar sentado o de pie largos períodos. La práctica de ejercicio, especialmente el ciclismo, yoga y deportes acuáticos son extraordinarios para ayudarte en el proceso.

* En cuanto a la alimentación, mantente alejada de grandes cantidades de sal, carnes rojas, mariscos grasos, el chocolate y las especias. El agua debe tomarse fuera de las comidas.

* La circulación es muy importante para tu tratamiento curativo. Te recomiendo que en tu cuarto de baño des un masaje a tu cuerpo en seco, con una manopla de fricción, haciendo movimientos circulares constantes a presión mediana, durante diez minutos. A continuación, humedece con agua tibia y jabón neutro la manopla de fricción y nuevamente repite el masaje por otros diez minutos. Finaliza dándote masaje con una manguera con fricción y agua fría para reafirmar tus tejidos.

CAPÍTULO 13

MIS DIEZ MÁS ÍNTIMOS SECRETOS
(jamás revelados)

Estos son *Mis diez más grandes e íntimos secretos, jamás revelados*

Hoy deseo compartirlos contigo para que, al igual que lo han hecho muchos famosos, disfrutes de los asombrosos beneficios que yo he sido el primero en experimentar.

Estos secretos han sido obtenidos a través de muchos años de investigación, de experiencia, y sobre todo, de práctica personal para asegurar los resultados contundentes que yo mismo he comprobado.

Secreto número uno

Preparado rejuvenecedor a base de frutas del bosque.

Este preparado ayudará a mantenerte joven, con mucha energía y con una piel espectacular debido a las propiedades antioxidantes de estas frutas, lo cual ha sido comprobado a nivel científico, particularmente sus beneficios para rejuvenecer.

Coloca en tu procesadora medio vaso de agua y diez de cada una de estas frutas: fresas, zarzamoras, frambuesas y arándanos. Todas estas frutas son de temporada, aunque en caso de no encontrar alguna de ellas no te preocupes, utiliza las que estén al alcance de tus manos, agrega dos cucharadas de miel de abeja, licua hasta asegurarte que han quedado completamente combinadas, sírvelo en un vaso y bébelo.

Procura que las frutas sean frescas, completamente limpias y desinfectadas. Acostumbra a tomar este preparado al menos dos veces por semana en la mañana, a la hora de tu desayuno.

Secreto número dos

Una bebida diferente

Elige una gelatina del sabor de tu preferencia. En una botella con agua natural de ocho onzas, agrega el paquete completo, tapa y agita hasta disolverlo totalmente. Ahora tienes una bebida refrescante que puedes tomar durante todo el día o en cualquier momento para saciar tu sed, sin el pretexto de que no te gusta el agua natural; así hidratarás tu cuerpo y obtendrás las vitaminas que tu cabello y uñas necesitan.

La gelatina no es otra cosa que la queratina. La queratina es una sustancia que constituye parte fundamental de las capas externas de la epidermis y de algunos órganos derivados de ésta como son: el cabello, las uñas y la piel. Aprovecha los beneficios que te otorga.

La receta es sencilla y muy fácil, con resultados extraordinarios que tú misma puedes ver y palpar.

Recomiendo tomar esta bebida como agua de uso. Es muy buena para todas las personas, especialmente las que tienen problemas de cabello débil y uñas frágiles. Como nota especial, adquiere los sobres de gelatina libres de azúcar para evitar las calorías y no ganar peso.

Secreto número tres

Preparado de agua de rosas y glicerina.

Este preparado es ideal para utilizarlo después de tu baño. Los beneficios son maravillosos pues te ayuda a mantener una piel libre de impurezas. Por esta razón será difícil que sufras de brotes, como barros y espinillas, además lograrás que tu piel se tonifique luciendo más firme y podrás usarlo en todas partes de tu cuerpo, incluyendo la cara.

Para elaborar esta agua de rosas y glicerina necesitas: seis onzas de alcohol etílico, los pétalos de cuatro rosas rojas, dos onzas de glicerina líquida y una botella de vidrio de 16 oz.

Una vez reunidos todos estos ingredientes comienza por introducir por el cuello de la botella los pétalos de las rosas, continúa vertiendo la glicerina líquida y, por último, incorpora el alcohol etílico. Tapa la botella y agita esta mezcla. Déjala reposando por diez días en un lugar fresco y con poca luz

Pasado este tiempo, puedes comenzar a usarlo. Recuerda aplicarlo sobre todas las partes de tu cuerpo, frotándolo con la ayuda de tus manos. Es sumamente recomendable aplicarlo como tonificador después de limpiar y humectar rostro y cuello. Aplícalo suavemente con la ayuda de un algodón.

Secreto número cuatro

Cuidado del cuello.

Es increíble notar como la gran mayoría de personas cuidan todo su cuerpo, practicando la limpieza, hidratación, humectación y tonificación de rutina, dejando pasar por alto esta parte de su cuerpo: el cuello, que al igual que el resto también sufre de maltrato, inclemencias del clima, la ley de la gravedad y, sobre todo, ese factor inevitable que es el paso del tiempo.

De manera que por ningún motivo olvides darle los cuidados que también merece. Para esto sigue la misma rutina diaria que realizas a la hora de cuidar tu cara, usando los mismos productos.

Agrega una rutina de ejercicios que realizarás por las mañanas y por las noches. Comienza adoptando una postura recta y gira tu cara de lado a lado haciéndolo lentamente, procurando que tu barbilla toque tus hombros repitiendo este ejercicio 20 veces, después con tu cabeza recta has un movimiento de atrás hacia adelante otras 20 veces, llegando lo más atrás y lo mas bajo posible.

Esta rutina te asegura que la piel de tu cuello se mantenga elástica, juvenil y a su vez te brindará relajación.

Secreto número cinco

El limón.

El limón es una fruta con grandes propiedades aclaradoras y contiene vitamina C, es bajo en azúcares, potasio y sodio, por lo cual es utilizado en diversos regímenes de pérdida de peso.

Como aclarador de manchas.- por las noches liga unas gotas de glicerina y jugo de limón, frota tu piel con esta combinación y notarás cómo paulatinamente tu piel tomará un color parejo, más claro y libre de manchas. Sé cautelosa y usa esta preparación solamente por las noches, ya que por el día causaría el efecto opuesto.

Esta misma preparación puede ser usada cuando te bañas para tratar tu espalda, hazlo aplicando estos ingredientes en tu espalda con la ayuda de una toalla remojada con el agua lo más caliente que puedas tolerar, tallando esa parte de tu cuerpo. El resultado será una espalda limpia, libre de granitos, y sobre todo, muy suave.

Como complemento a un régimen para bajar de peso, agrega el jugo de medio limón a media taza de agua caliente y bébela antes de ingerir tus alimentos. Te ayudará a reducir la grasa que causa el subir de peso por su escaso contenido de hidratos de carbono, y a la vez representa tomar una buena dosis de vitamina C, sin calorías.

Para las personas con problemas de alta presión es recomendable reemplazar la sal por el limón en los alimentos, pues les servirá como un aderezo sin efectos negativos.

Secreto número seis

La relajación y meditación otorgan resultados fabulosos de juventud.

La relajación te permite liberarte de la tensión, olvidándote de los problemas cotidianos así como de tus planes a futuro, debido al nivel de ansiedad que estos puedan causar.

La meditación, por otro lado, debe ser dirigida a pensar de manera positiva única y exclusivamente.

Para comenzar a llevar acabo estas rutinas, prepara tu tina de baño con agua lo más caliente que puedas resistir, viértele 250 ml. de aceite de lavanda e incorpora algunas flores naturales de tu preferencia.

Enciende en tu cuarto de baño siete velas con color y aroma de lavanda; tanto el aceite de lavanda como el agua caliente poseen propiedades relajantes extraordinarias. Esta combinación de aroma y temperatura te brinda una sensación de relajación sin igual.

El aceite de lavanda, además, provoca el mismo efecto tranquilizante debido a su poder terapéutico. Las velas le dan un toque muy especial, y sobre todo espiritual, a tu cuarto de baño.

Para finalizar, coloca música instrumental suave para darle un toque mágico de ambientación. Una vez reunidos todos estos elementos, sumérgete en tu tina y regálate cuarenta y cinco minutos de amor personal y disfruta los resultados.

Secreto número siete

Cirugía de levantamiento facial sin bisturí.

Este secreto te brinda un efecto fabuloso, y a pesar de ser tan sencillo, te llenará de satisfacciones; sobre todo si lo practicas con frecuencia, porque su resultado es acumulativo. Es una mascarilla tan efectiva, que seria comparable a la idea de llevar tu cara a un gimnasio y ejercitarla como lo haces con tu cuerpo.

Su efecto es tan notorio que yo le llamo *Cirugía de levantamiento facial sin bisturí.* Los ingredientes son: dos claras de huevo, diez gotas de jugo de limón y una cucharadita de harina de centeno.

En un plato hondo, pon las dos claras de huevo y rocía algunas gotas de agua; con la ayuda de un tenedor bate hasta que lleguen a punto de nieve. Enseguida agrega unas gotas de limón y bate un poco más para que se incorporen. Después mete el plato con esta mezcla en el congelador, dejándolas reposar por un espacio de diez minutos.

A continuación saca el plato del congelador, espolvorea la cucharadita de harina de centeno y con una brochita facial mezcla todos los ingredientes suavemente.

Ahora sí estas lista para la aplicación. Usa una banda elástica para mantener tu cabello alejado del rostro y aplica con la brocha facial de manera uniforme esta mezcla. Recuéstate y deja actuar la mascarilla, en una postura cómoda y relajada, por un intervalo de cuarenta y cinco minutos.

Notarás que poco a poco, al comenzar a secar, tu piel se sentirá tensa y experimentarás la sensación de tus músculos trabajando hasta el final de esos increíbles cuarenta y cinco minutos.

Procede a enjuagar tu cara con suficiente agua fresca, hasta quedar libre de cualquier residuo. Como dato adicional, esta mascarilla es perfecta para ocasiones especiales, ya que te dejará lista para gozar de un rostro más juvenil.

Secreto número ocho

El salmón

El siguiente secreto tiene que ver con la alimentación, y aunque anteriormente ya hemos abordado el tema, este secreto tiene un valor extraordinario, que lo coloca en un lugar especial dentro de *Mis diez más grandes secretos.*

Estoy hablando del *salmón*, un pez con grandes beneficios alimenticios que podría llevarme varias páginas, pero en esta ocasión te mencionaré los más interesantes.

Entre otras cosas, es rico en ácidos omega 3 y omega 6, por lo que disminuye el colesterol *malo*, los triglicéridos plasmáticos y refuerza el sistema inmunológico. En palabras más sencillas, te proporciona nutrientes que te darán una buena circulación y una mente alerta.

Sin duda alguna, tu corazón funcionará mejor, tendrás huesos más fuertes, y tu piel lucirá saludable y fresca, lo que significa que te mantendrá joven por un período más extenso.

Mi recomendación es que lo cocines a tu gusto, ya sea al vapor, a las brasas o en el horno, sazonado con las especies de tu agrado y acompañado de todo tipo de verduras.

Puedes consumirlo tan seguido como tú lo desees.

¿Un dato curioso? Para comprobarlo, te reto a que te tomes una fotografía antes de empezar a hacer parte constante de tu dieta al salmón; tres meses después, tómate una nueva fotografía y compara.

Tus ojos no podrán creer la diferencia.

Secreto número nueve

El puño de tu mano

Una regla de oro que te garantiza salud y un peso estable a través de los años de tu vida en cuestión de alimentación, consiste en practicar la regla de consumir alimentos cada dos horas, en *cantidades del tamaño del puño de tu mano*.

Obviamente, no se trata de privarte de nada durante el día, simplemente ingiere con mayor frecuencia comida saludable, y esporádicamente date tus pequeños gustos con aquellos *antojitos* quizá no tan saludables, pero que tanto disfrutas, así que cómelos como un regalo.

Te recuerdo que durante el año sólo hay ciertos días especiales en los que te corresponde un regalo; intenta pensar de la misma forma acerca de este tipo de alimentos. Tómalos con cautela e ingiérelos con moderación.

Secreto número diez

Descanso y H2O

Este secreto es para mí uno de los más importantes para conservarte joven y saludable.

Comencemos por hablar de la importancia de dormir alrededor de ocho horas cada noche, o de su variación en caso de que trabajes en un horario nocturno.

Es fundamental comprender la importancia de descansar ocho horas *de calidad* diariamente, si de verdad quieres mantenerte alejada de arrugas, ojeras y agotamiento físico. Tu mejor arma será descansar y disfrutar de tus ocho horas de sueño.

Si eres de aquellas personas que tienen problemas para conciliar el sueño fácilmente, prepara una infusión de hierbas relajantes, como el cocimiento o tisana de hojas de lechuga, manzanilla o valeriana.

Estos ingredientes son muy accesibles, y son conocidos por favorecer una respuesta relajante y de tranquilidad. Evita a toda costa utilizar cualquier tipo de endulzante, porque éstos te dan como resultado una cantidad de energía innecesaria a la hora de ir a dormir.

Prepara y bebe alguna de estas infusiones unos diez minutos antes de irte a la cama.

Ahora, la importancia del agua.

Recordemos que nuestro cuerpo está constituido en un 70% por este elemento, de vital importancia para mantener una piel humectada e hidratada y un cuerpo sano, por lo que esta recomendación no podía faltar en mis secretos. El sueño de calidad y el consumo de agua van unidos de la mano, y son elementos vitales para muchos procesos de regeneración, limpieza y optimización de funciones de nuestro cuerpo.

El agua nos ayuda a expulsar las toxinas de los alimentos que ingerimos diariamente, y mantenerte hidratada te auxiliará a no confundir el hambre con la sed.

Así que tomando agua durante el día te mantendrás sin comer en exceso y, por ende, mantendrás un peso ideal.

A continuación te menciono la manera correcta de tomar agua para lograr su máxima efectividad en el organismo.

-Tomar dos vasos de agua al despertar por las mañanas activa los órganos internos.

-Tomar un vaso de agua aproximadamente treinta minutos antes de comer te asegura una mejor digestión.

-Un vaso de agua antes de bañarte ayuda a bajar la presión sanguínea.

-Algo muy importante a considerar y llevar a la práctica, es que tomando un vaso de agua antes de ir a dormir ayudas a tu cuerpo a evitar apoplejías y ataques al corazón.

Y así, uniendo los dos componentes de este último secreto, contribuye también a tu capacidad para conciliar un sueño reparador a través de la lectura.

Elige un libro de tu interés, y practica la lectura unos diez minutos antes de irte a dormir.

Queridos amigos:

*En todos los aspectos de la vida siempre hay un principio y un final; hasta este punto en el que ahora nos encontramos, he vivido una experiencia indescriptible, llena de satisfacciones y magia al conjugar de una manera muy especial mis secretos y los de los famosos para mejorar la salud, la belleza y la cultura a través de **Mis más íntimos secretos**.*

Mi mayor deseo es poner en manos de ustedes mis conocimientos, y contribuir con ellos a tu bienestar, entregándote las armas que te permitan reinventarte como una persona renovada, sin importar tu edad.

Cambia, mejora y practica todos mis consejos para lucir y sentirte como una verdadera estrella del mundo del espectáculo y del propio espectáculo que es tu vida misma.

En este libro cada palabra, cada oración y cada página desbordan todo mi amor, mi corazón y mi alma, aportando con esto lo mejor de mis vivencias y conocimientos al mundo entero y a quienes se den la oportunidad de leerlo.

Pueden estar seguros de que seguirán teniendo noticias mías. Todavía hay mucho más de mis secretos que revelar.

*Por ahora, les invito a hacer una pausa, mientras se preparan para descubrir un mundo nuevo, una forma distinta de vivir y de ser una persona reinventada y renovada desde dentro, con la ayuda de **Mis más íntimos secretos** y reconociendo que la verdadera belleza física se fundamenta en una sólida belleza espiritual.*

Tengo la firme convicción de que disfrutarán mucho poniendo en práctica el contenido de esta obra, y comprobando en sí mismos sus resultados.

*Lo mejor de todo es que a veces, cuando creemos que algo ha terminado, es posible que la vida siga sorprendiéndonos de formas inesperadas, así que mantén los ojos bien abiertos y continúa explorando un poco más de **Mis más íntimos secretos**.*

PARTE II
MIS MÁS ÍNTIMOS SECRETOS

EL CAMINO A LA ETERNA JUVENTUD

"No existe belleza exterior sin belleza interior"

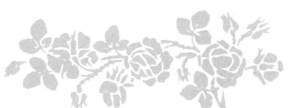

Queridos amigos, es para mí un motivo de felicidad el poder acercarme a ustedes a través de este libro, el cual ha sido elaborado con base en mis conocimientos, estudios y experiencias vividas a lo largo de los años.

Cuando comencé a escribir *MIS MÁS ÍNTIMOS SECRETOS*, tenía muy claros todos los detalles que conforman la belleza exterior, empezando con la alimentación, ya que es de suma importancia, no sólo para estar saludables, sino también para asegurar una belleza que se verá reflejada de manera espectacular, desde el cabello, hasta la punta de nuestros pies.

Sin embargo, algo en mi interior lanzaba una voz que me recordaba que no existe belleza exterior sin belleza interior. En otras palabras, no importa cuánto cuidado le demos a nuestra persona si nos olvidamos de la parte más importante, nuestro Yo interno, nuestra esencia y espíritu.

Mi *slogan* dice:

"La verdadera belleza empieza de dentro hacia fuera.

Comienza por alimentar tu espíritu, y cualquier procedimiento de belleza que te realices, será un éxito".

Te aseguro que, una vez que hayas hecho contacto con tu Yo interno y comiences a alimentarlo, estarás transitando por el camino directo hacia la *Juventud Eterna*.

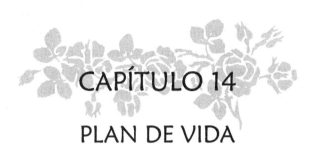

CAPÍTULO 14

PLAN DE VIDA

Todo en la vida debe llevar un orden. Algo así como contar uno, dos y tres es tan lógico y sencillo, o como ir a la escuela, donde no podrías brincar del primer al quinto grado, ya que debe haber una preparación para avanzar de una manera segura y continua para cambiar de nivel.

Un gran porcentaje de los seres humanos no realizan ningún tipo de planeación en sus vidas; sin embargo, aquéllos que han alcanzado el éxito seguramente han trazado un camino, planificando paso a paso, hasta obtener más certeramente sus ideales.

Hablemos, por ejemplo, sobre el ahorro.

Se dice que el dinero no es la felicidad, pero si te brinda mucha seguridad y, sobre todo, tranquilidad. Estos dos elementos son de suma importancia para mantenerte joven, ya que te evita incertidumbre y sobre todo estrés; esto muestra lo importante que es practicar el hábito del ahorro, saber cómo administrar tus ingresos, así como inculcar esto a nuestros hijos.

Cuando hablo de ahorro no sólo me refiero al dinero, sino al cómo administrar hasta tu tiempo; por ejemplo, llevar una agenda de actividades diarias, con cuyo uso notarás muy pronto que dispones de tiempo suficiente para poder realizar actividades que regularmente no alcanzabas a hacer, como descansar, olvidando las preocupaciones, meditar e incluso practicar la lectura.

En el caso del ahorro económico, es importante hacerlo con una cantidad fija de acuerdo a nuestro presupuesto, guardando este dinero en un lugar donde se irá acumulando, pero del que no dispondremos, excepto en caso de una verdadera emergencia.

Quizá sea un poco duro al darte estos ejemplos, pero en realidad existen circunstancias a las que yo califico como de verdadera emergencia para justificar el uso de mis ahorros, y entre ellos se encuentran situaciones como el estar hospitalizado por una enfermedad, el fallecimiento de un ser querido o definitivamente para cubrir los estudios de nuestros hijos; y también ¿por qué no? ¡Unas *merecidas* vacaciones!, que también pueden ser un asunto de emergencia luego de una larga temporada de trabajo y presión.

Quisiera ilustrar esto contándote la historia de una de las mujeres más exitosas y ricas del mundo:

Victoria Cecille Moreno.

Nació el de 1 noviembre de 1964 en la ciudad de Los ángeles, California donde a muy temprana edad aprendió el valor de la familia como prioridad en la vida. Desde muy niña, recibió sus primeras enseñanzas empresariales, ya que la Señora Lorena Moreno, madre de Victoria, daba a cada uno de sus hijos una libreta de ahorros junto con su habitual domingo, que consistía en una cantidad semanal de dinero para algún gusto o golosina, y semana a semana, a fin de que administraran sus ingresos y egresos, revisaba junto a cada uno de ellos lo anotado en la libreta. Veían sus gastos, compras y movimientos, y así, siguiendo esta regla, los hijos de la señora Lorena llevaban sus propios balances personales e iban viendo como se desarrollaba su patrimonio personal.

A partir de entonces, para la pequeña victoria la inversión y el ahorro se volvieron una parte de su vida, siendo esto para ella su primer aprendizaje empresarial, mismo que pronto pondría en marcha al adquirir su primera chequera, y más tarde comprar acciones del Banco Nacional Suizo, con tan sólo 13 años de edad convirtiéndose hoy en día en una de las mujeres más exitosas y ricas de el mundo. El resto es historia.

Cuando han transcurrido los años y hemos tenido algunos fracasos en la vida, entre los que se incluye el no contar con ningún tipo de ahorro, con frecuencia pensamos que nuestra vida está condenada a continuar así, y, en ciertos momentos, creemos ser unos perfectos perdedores.

Permíteme cambiar tu manera de pensar al recordarte que así como el día tiene un principio y un final, tu filosofía en realidad podría sostener algo como:

"No me importan los fracasos que tuve en el pasado, lo más importante en este momento es planear el éxito que deseo tener para mañana y para el resto de mi futuro".

Del color con que pintes tu mundo dependerá del color que con que vivas tu vida.

ACTITUD/APTITUD

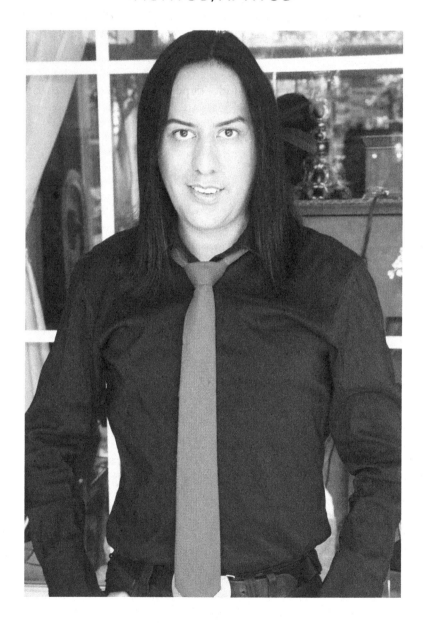

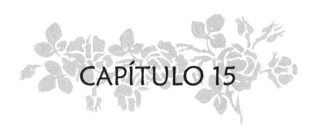

CAPÍTULO 15

Actitud

No importan tanto las cosas malas que te sucedan, lo importante es la manera como tú *elijas* tomarlas; las experiencias casi siempre pueden ser positivas, si hacemos de cada error nada más que un trabajo de ensayo de vida, para mejorar en todo lo que hagamos.

Practica pensar positivamente tan pronto abras los ojos al despertar. Prográmate repitiéndote a ti mismo que este día será un día hermoso, lleno de éxito, brindándole al mundo toda la energía positiva para que, de esa manera, puedas recibir lo mismo a cambio.

Aptitud

La aptitud es la capacidad que tienes para desarrollar y desempeñar cualquier actividad o tarea en tu vida diaria.

Te invito a hacer un reconocimiento personal para encontrar las áreas donde puedas realizarlas con mayor facilidad, y concientizarte en aquellos aspectos de tu vida que se te dificultan, para desarrollarlos y mejorarlos cuando así lo requieras.

Una vez hecho este análisis, será mucho más fácil para ti poner mayor énfasis en mejorar todas aquéllas actividades y tareas que se te dificultan, por supuesto, dedicándoles mayor esfuerzo para desarrollar las aptitudes que se necesitan.

En el caso de todas aquellas cosas que se te facilitan, el esfuerzo y las preocupaciones serán menores. Si alguna de estas áreas te cuesta más trabajo, recuerda que todos en la vida tenemos limitaciones, pero con tenacidad, perseverancia y empeño lograrás ser una mejor persona, mucho más completa y feliz.

EL AMOR

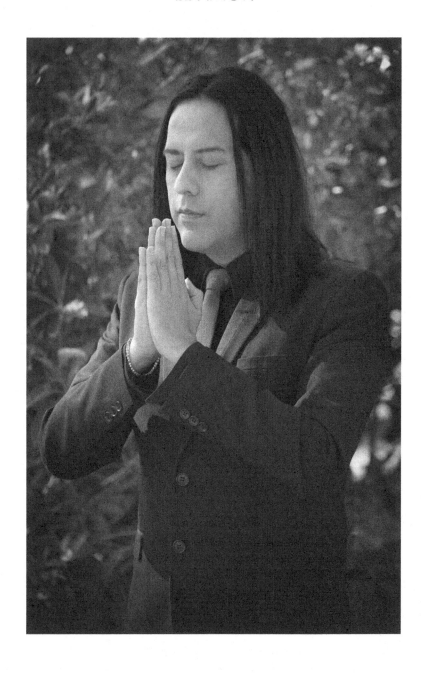

CAPÍTULO 16

¿Cuántas veces hemos intentado encontrar el verdadero significado del amor? Leyendo cientos de páginas que hablan sobre él, entablando relaciones de pareja y de amistad, pero ninguna de ellas establece el exacto significado de este concepto.

La definición sobre el amor es bastante complicada, y podríamos con toda seguridad decir que existen dos definiciones: una técnica y la otra subjetiva, la cual puede ser creada por ti mismo, de acuerdo a tus propios valores.

La definición *correcta* o más aceptada de la palabra amor, refiere que es un conjunto de sentimientos que se manifiestan entre personas con capacidad para desarrollar emotividad.

El amor es un afecto profundo hacia una persona o un conjunto de ellas, pero que no necesariamente está limitado a *dirigirse* al género humano, sino que incluye a aquéllos con los que podemos desarrollar nexos emocionales, por ejemplo tu perro, o cualquier otra mascota, y ciertamente, hasta algunas cosas materiales.

Ahora es de vital importancia, y debes aprender a amarte a ti mismo antes de poder intentar amar a cualquier otra persona, ya que de lo contrario no estarías entregando verdadero amor a nadie, dado que no lo tienes.

Para empezar a hacerlo es preciso aceptarte, con todas tus virtudes y defectos, agradeciendo al universo por la maravilla que ha creado en ti; el respeto hacia tu persona, así como el cuidado que le brindes, son expresiones definitivas de amor.

Una niña de ocho años que regresaba a su casa después de la hora de escuela, observó un letrero en una casa que decía. "Se venden gatitos".

Para la niña, una de sus grandes ilusiones de vida era poseer un gatito, así que se dirigió a esa casa para preguntar cuánto era el valor de los gatitos.

Apresurada toco la puerta. Una mujer abrió y le preguntó: "¿En qué te puedo ayudar?", a lo que la niña respondió: "¿Cuánto cuestan los gatitos?"

La mujer contestó: "Son recién nacidos y cuestan veinte dólares".

La niña le propuso un trato, y comenzó a explicarle que su padre le daba un dólar cada domingo para que se pudiera comprar dulces, juguetitos o cualquier otra cosa que ella quisiera, y que su gran deseo era tener un gatito, así que dijo: "¿Podría irte pagando un dólar cada semana hasta completar los veinte dólares? Y hasta entonces tú me entregas al gatito".

La mujer pudo ver la gran ilusión en los ojos de la pequeña, y supo que sería una excelente ama, que cuidaría del gatito sin ninguna duda. Fue entonces cuando la mujer le contestó:

"Yo te propongo otro trato: te entregaré el gatito hoy mismo a cambio de que tú, domingo a domingo, no falles abonándome el dólar, hasta terminar nuestro trato" y enseguida le pidió que la siguiera hasta el lugar donde guardaba a los gatitos.

La niña se llenó de alegría y emoción al observar la cantidad de hermosos gatitos, pero al mismo tiempo notó cómo caminaba hacia ellos un gatito con cierta dificultad, pues tenía problemas con una de sus patitas. Inmediatamente lo levantó y lo tomó entre sus brazos diciendo: "Yo quiero a este gatito, es muy hermoso". La mujer, sorprendida dijo: "Ese gatito no vale nada, nació con un defecto en su patita y no podrá correr ni jugar contigo y mucho menos hacerte feliz".

La nina, agitada, respondió: "Usted no sabe lo que dice, este gatito cuesta tanto o más que cualquiera de esos y le voy a demostrar por qué".

La pequeñita se agachó y con sus dos manitas se levantó la bastilla del su pantalón, y le mostró a la mujer que ella tenía sus dos piernitas de palo, diciendo:

"Yo no puedo correr ni saltar al igual que todos los niños, pero tengo un corazón tan grande y lleno de amor para la humanidad y para los animales, que valgo igual o más que cualquier niño del mundo".

La mujer, apenada, y al mismo tiempo conmovida por la historia de la niña le ofreció una disculpa y dijo: "Hoy he aprendido una enorme lección, que una pequeñita de tan solo ocho años me ha dado":

"El verdadero valor de las personas no radica en sus limitaciones ni en su apariencia física. Radica en sus valores como ser humano".

Un sinnúmero de personas optan, en sus días de descanso, por no arreglarse, diciéndose a sí mismos que pasarán un día relajado, ya que nadie importante vendrá a visitarlos.

Qué manera tan errónea de pensar.

Esto es un vivo ejemplo de lo que significa no brindarte el amor propio que mereces; sólo observa tu imagen en el espejo Y RECUERDA QUE ERES LA PERSONA MÁS IMPORTANTE DEL UNIVERSO, para ti mismo.

Hay una historia muy singular y tierna que ilustra estos conceptos.

El Amor

Hace muchos años en un hermoso reino en el cual habitaban una pareja de recién casados muy enamorados. "El rey y la Reina".

Transcurridos algunos años el feliz matrimonio tuvo la dicha de convertirse en padres de dos hermosas gemelas. Victoria y Elizabeth.

Sus padres desde muy pequeñas se dedicaron a darles todo su amor en sus distintas formas desde su cuidado, educación, motivación y alimentación que definitivamente se vería reflejada tanto en su salud como en su físico en ese momento así como en su futuro.

Las bellas princesas comenzaron a crecer eran tan hermosas e idénticas como dos gotas de agua cristalina y pura participaban de todas las actividades, fiestas y de mas rodeadas de las mismas personas. Al transcurrir el tiempo cada una de ellas inicio por desarrollar su propia personalidad como es típico de cada uno de nosotros los seres humanos. Elizabeth era una niña hermosa por fuera pero en cuanto a su personalidad se refiere le costaba ser sociable, no cuidaba mucho de su imagen personal además de que no le interesaba prepararse intelectualmente era muy poco atenta no sólo con sus padres, sus amigos hasta con su propia hermana eso hacia que la gente poco a poco se fueran alejando de ella sin percatarse de lo que estaba ocurriendo. Por el contrario Victoria era una niña siempre preocupada por ayudar a su comunidad haciendo todo lo posible por ayudarles en lo que fuera necesario. Contaba con un carácter muy dulce gozaba de la lectura, la música y el arte. Amorosa siempre con sus padres, amigos, comunidad y hermana sin tomar en cuenta el extraño carácter y forma de conducirse de Elizabeth. En relación con su persona era muy dedicaba cuidaba mucho de su imagen personal siempre resaltando su belleza natural. Le encantaba tomar baños de tina preparando el ambiente con ricos perfumes y adornándolos con flores y velas de colores suaves acompañados de música tranquila aprovechando el momento para relajarse y meditar sobre su presente así como de sus planes futuros.

Al cumplir sus dieciocho años los reyes organizaron una fiesta espectacular para dicha celebración. A la fiesta acudieron muchos jóvenes de su edad fue una noche llena de música, ricos manjares y sorpresas!. Era un tanto extraño notar como todos lo jóvenes preferían bailar y conversar con Victoria. Un joven muy apuesto fue el centro de atención esa noche debido a su apuesta apariencia física y su porte. Esa noche el apuesto joven tomo la decisión de invitar a bailar a la preciosa Elizabeth al notarla sola y distraída. Sólo bailaron una pieza y delicadamente la acompaño hasta su asiento aunque ella se encontraba sumamente emocionada por haber bailado con el joven el nunca lo pudo notar ya que ella no reflejaba dicha emoción. Más tarde el joven apuesto tomo la decisión de invitar a bailar a Victoria. Bailaron y bailaron disfrutando enormemente de la noche tanto así que las horas se convirtieron en segundos lucían estupendos juntos se notaba la increíble química que había entre ambos. A partir de esa noche quedo sellado un pacto de amor el cual hiciera al joven pedir a Victoria en matrimonio! Al enterarse de esta situación Elizabeth no pudo soportar lo que ocurría y preguntaba a toda su familia el porque ese joven había preferido a su hermana en ves de a ella. El padre al sentirse confundido y lleno de sentimientos encontrados ordeno una reunión donde participarían la Reina, sus hijas el joven y un par más de jóvenes los cuales fueron partícipes de la fiesta. Al día siguiente fueron llegando al reino todas las personas llamadas por el rey para participar en dicha reunión.

Lo primero que hizo el rey fue agradecer a todos por acudir a dicha reunión después pregunto a dos de los jóvenes que pensaban sobre sus hijas. El primero dijo que ambas eran igualmente hermosas aunque había algo que las diferenciaba pero que el no sabía como describirlo. El segundo estuvo de acuerdo con lo que el primer joven decía pero además agrego que a pesar de qué ambas eran igual de bellas físicamente Elizabeth carecía de un un *brillo especial que Victoria destellaba sin embargo no podía describir lo, que era exactamente. Por ultimo el rey puso como condición al joven quien había ocasionado al controversia le diera una buena razón por la cual había preferido a Victoria y de ser una buena razón concedería a Victoria en matrimonio. El joven sin dudar inicio por contarles que desde muy pequeño siempre admiro a ambas princesas y conocía muy bien de su belleza así como de sus personalidades. Diciendo Victoria a diferencia de Elizabeth siempre he admirado que desde pequeña se distinguió por ser muy amable y atenta con toda su comunidad y su familia ayudando y participando en causas benéficas. Por otra parte es un deleite conversar con ella desde niña se ha preocupado por prepararse intelectual tanto espiritualmente sin olvidarse de su cuidado físico. Para mi ella es un ejemplo de lo que en realidad es el amor.*

El amor se ve, se huele, se escucha, se saborea pero lo más importante se siente! Y ella así lo a mostrado al practicar todas estas acciones. Ella nos a dado un ejemplo vivo al practicar todos estos sentimientos que en conjunto se llaman Amor. Ella se ama así misma y sin temor a equivocarme me amara mi y formaremos una familia feliz!

Todos al finalizar de hablar este joven se pusieron de pie y aplaudieron. Elizabeth aplaudió y en seguida agradeció la enorme lección de amor al comprender la importancia de practicar todos estos sentimientos y se prometio hacer los cambios necesarios para llegar pronto a ser una mujer llena de amor y feliz!

Meses después se realizo la majestuosa boda y vivieron practicando este hermoso conjuntó ʉe de sentimientos!

No lo olvides nunca que el verdadero amor se ve, se huele, se escucha, se saborea, se vive pero sobre todo se siente. Ámate a ti mismo!

El amor es algo que se siente y hay que tener sensibilidad para experimentarlo.

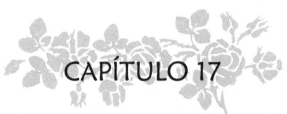

CAPÍTULO 17

EL AMOR Y LOS PADRES

El amor por nuestros padres es incondicional e infinito.

Somos producto del amor, y aunque en el transcurso de nuestras vidas llegamos a tener ciertas diferencias, es nuestra responsabilidad resolverlas y llegar a un acuerdo concreto, para que la relación funcione entre los padres y uno mismo.

Recuerda que ellos te dieron lo más grande que existe en el mundo, *tu ser*, y en él se ve reflejado el amor desinteresado por ti.

EL AMOR A LA MADRE

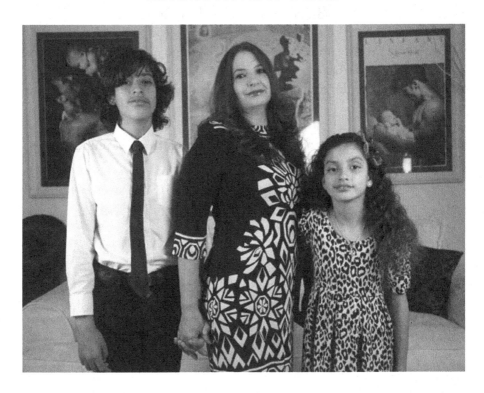

CAPÍTULO 18

Sin duda alguna, el amor por nuestra madre es el reflejo de uno de los más grandes sentimientos, el cual tiene relación con el hecho de que nos que llevaron en su vientre durante nueve meses, sin contar toda la ternura y el cuidado que ellas nos brindan sin esperar recibir ninguna compensación por ello.

No solamente desde nuestro nacimiento y la infancia, sino a través de toda nuestra vida, ya que para ella, sin importar la edad que tengamos, siempre seremos sus niños.

La historia que a continuación te contaré tiene relación con la falta de conocimiento y sensibilidad de uno para con nuestra madre.

El amor por la madre

La historia que a continuación te contaré tiene relación con la falta de conocimiento y sensibilidad de uno para con nuestra madre.

En alguna parte del mundo, una madre tenía dos hijos: un joven de quince años y una pequeñita de seis.

Realizaba sus tareas del día, cuando, al observar el reloj, notó que se le estaba haciendo tarde para llevar a su pequeña a la escuela. Por ello decidió pedirle a su hijo mayor el favor de llevar a su hermanita, para que llegara puntual, pero de antemano presentía que en el momento que ella pidiera el favor, obtendría una respuesta negativa por parte de su hijo.

Algo típico en los jóvenes cuando están en la adolescencia, ya que ellos piensan que no tienen ninguna responsabilidad en el hogar, y que sólo su madre, en este caso, tenía la obligación de hacer todo lo relacionado con la casa.

Fue enorme el asombro de la señora al escuchar la respuesta afirmativa de su hijo, y se quedó sorprendida por un buen rato.

Más tarde, la señora se dio cuenta que no contaba con pan suficiente para la hora del almuerzo y su marido estaba por llegar para tomar juntos los alimentos. Fue entonces cuando nuevamente decidió aventurarse a solicitarle a su hijo que le hiciera el favor de ir a la tienda a comprar el pan que hacía falta.

Tenía un poco de temor por la respuesta que su hijo pudiese darle, por lo que se sorprendió una vez más, al escuchar la respuesta positiva de su hijo, que además lo hacía con gran alegría y sin ningún problema o enojo.

Al salir el hijo de casa, ella elevó su mirada hacia el cielo dando gracias, porque pensaba que un poder divino había tocado a este joven, convirtiéndolo en un modelo de hijo ejemplar y pidió que nunca cambiara y continuara con esa disposición cooperativa en el hogar.

Por la noche, después de haber terminado con sus deberes, la señora se encontraba muy cansada; de pronto recordó que faltaba fregar los trastes que se usaron durante la cena, entonces decidió pedir una vez más que le apoyara su hijo, para que los lavara él. Estaba segura de la respuesta, pues pensaba que a partir de ese día en adelante las cosas con su hijo marcharían de maravilla con ese nuevo espíritu de cooperación, sin sospechar que toda esta ayuda había sido condicionada, ya que el chico había planeado esta estrategia para resolver sus problemas económicos y poder salir de paseo con sus amigos, su novia y cubrir otros gastos que fuera teniendo más adelante.

El hijo sentía que su madre abusaba, siempre pidiéndole favores sin darle nada a cambio, y esto le molestaba muchísimo. Fue entonces cuando decidió hacer un convenio con ella, asumiendo que lo tomaría con alegría y estaría de acuerdo, pues éste les beneficiaría a ambos.

Así que escribió una carta que decía:

"Querida madre: yo sé cuánto trabajas en las labores de la casa y siempre requieres de ayuda. Hoy te propongo apoyarte en lo que necesites, como lo hice el día de hoy, sólo te pido a cambio una ayuda económica para cubrir mis

gastos personales y de diversión, que al igual que todos los demás yo tengo. Y lo haremos de la siguiente manera"

Por haber ido a dejar mi hermanita a la escuela esta mañana son cinco dólares, por ir por el pan cinco dólares más y por lavar los trastes de la cena agrega otros cinco más; en total son quince dólares. ¿Lo ves? Tú me ayudas y yo te ayudo, así nuestros problemas quedan resueltos".

Tomó la carta y la colocó en la mesita de noche de la habitación de su madre retirándose después a su cuarto. Entrecerró la puerta y a través de una pequeña ranura, quería observar la reacción que tendría su madre al leer la carta.

Unos instantes más tarde, vio como su madre salía del cuarto con los ojos muy tristes y con lágrimas corriendo por sus mejillas.

Inmediatamente asumió que sus padres habían tenido una discusión como las que normalmente tenían de vez en vez, y ella ni siquiera había tomado en cuenta su carta, mucho menos había pensado en leerla, de modo que llegó a la conclusión de que su plan había fracasado y de que las cosas seguirían igual.

Cerró la puerta y se dispuso a dormir, sumamente molesto.

Al despertar a la mañana siguiente, notó que había un sobre y lo abrió, feliz al pensar que su madre había aceptado su propuesta.

Al abrirlo, encontró quince dólares, así como una nota que decía:

"Querido hijo:

Te agradezco de todo corazón todo lo que hiciste el día de ayer por mí; sólo deseo decir algo muy importante que debes saber: Por llevarte en mi vientre con mucho amor durante nueve meses, por cuidar de ti, desvelándome en tus noches de enfermedad, por alimentarte, por darte un hogar, por tu educación y por preocuparme por ti a cada momento y cada día de tu vida, y, sobre todo, por darte la vida y amarte hasta el día de mi muerte, no me debes nada.

Firma:

Tu madre que te ama incondicionalmente".

El joven sintió como su corazón se encogía, su cuerpo se estremecía y de sus ojos rodaban lágrimas interminables.

Sin más, corrió a abrazar a su madre, pidiéndole perdón por su pobre actitud y dándole las gracias por todo lo que hacía por él, especialmente por esa gran lección de amor que no olvidaría jamás.

EL AMOR AL PADRE

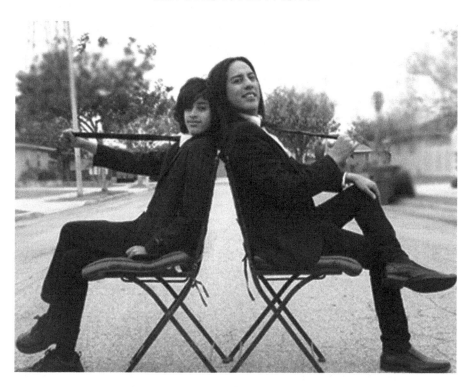

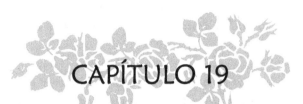

CAPÍTULO 19

Este tipo de amor no es menor que el de la madre. Simplemente son formas distintas de amar a cada uno de ellos. La convivencia que tengamos con las personas que nos rodean durante nuestra vida depende del acercamiento que tengamos con ellos.

El amor por el padre es también fundamental en el desarrollo y crecimiento de cada uno de nosotros. Es nuestra fuente de inspiración y un patrón a seguir en la vida, de esto depende gran parte de nuestra formación como individuos.

Imitamos sus acciones y reacciones, su imagen la visualizamos con frecuencia como la de un hombre de reglas estrictas y sentimientos fuertes; sin embargo, dentro de él habita un alma sensible llena de cariño, amor y ternura.

Esos sentimientos resaltan más cuando la vida te brinda la maravillosa oportunidad de ser padre.

Y como mi abuelo me decía:

Nunca se es hijo hasta que se es padre".

Pero no fue sino hasta muchos años más tarde, cuando tuve la gran oportunidad de ser padre de dos maravillosos hijos, Mark Angello y Victoria Cecille, que pude finalmente comprender el significado de lo que mi abuelo me quiso decir en su momento.

Una historia cuenta que en una ciudad lejana de México en el jardín de una casa avía un hermoso árbol de duraznos. En esa casa vivía una una pareja con una niña de cinco años. La niña gozaba de jugar alrededor del árbol, muchas veces trepando en él, hasta que pasado un tiempo su padre le construyo una casita y la coloco entre las ramas de el árbol.

La niña jugaba en la casita de el árbol todas las tardes y cada vez que tenía oportunidad. La pequeña amaba al árbol intensamente, no sólo por trepar en él o por comer de sus dulces duraznos, sino por el vínculo amoroso que existía entre el arbol y ella.

Con el paso de los años la niña se convirtió en mujer y emigró de ciudad. Tiempo después, la mujer aquella regresó a visitar al árbol; éste se puso feliz al verla, y le dijo: "Qué maravilla volver a verte, ¿vienes a jugar conmigo?", a lo que la mujer le contestó: "No, estoy muy triste porque necesito dinero para mis hijos, y no lo tengo".

El árbol felizmente le respondió, "No te preocupes, corta y vende todas mis duraznos, y con el dinero compra juguetes y lo que necesites para tus hijos". La mujer se marchó feliz.

Los años pasaron y el árbol recordaba que la mujer no había vuelto más a visitarlo.

Tiempo después, ella regresó nuevamente, y el árbol, emocionado ante su presencia, le preguntó: "¿Has venido a jugar conmigo?", a lo que la mujer respondió: "No, estoy muy triste porque necesito una casa para mi familia, me puedes ayudar?".

El árbol sin vacilar le contestó sonriente, "Corta mis ramas y construye la casa para tu familia", así que la mujer cortó sus ramas, y se marchó felizmente.

Pasaron diez años más, y el árbol entristecido pensaba mucho en esa niña que tanta felicidad le proporcionó y la que extrañaba.

Una vez más la mujer regresó a visitar al árbol y este le repitió nuevamente la misma pregunta "¿Vienes a jugar conmigo?", a lo que contestó: "Ya no puedo jugar contigo, estoy triste y me estoy volviendo vieja. Quiero un bote para navegar y descansar, ¿puedes darme uno?" El árbol contestó: "Usa mi tronco para que construyas uno y así puedas navegar y ser feliz".

La mujer cortó el tronco y se fue a navegar por largo tiempo.

Finalmente, regresó después de muchos años y el árbol le dijo: "Lo siento mucho, pero ya no tengo nada para darte, ni siquiera mi tronco".

La mujer replicó, "Ya no tengo dientes para morder, ni fuerzas para escalar, ya no necesito mucho ahora, solamente deseo un lugar donde descansar, ya que estoy vieja y cansada después de tantos años".

El árbol conmovido le dijo: "Realmente no tengo nada para darte, lo único que me queda son mis raíces muertas, pero las viejas raíces de un árbol son el mejor lugar para recostarse y descansar. Siéntate conmigo y descansa".

La mujer se sentó junto al árbol y éste, feliz y contento, sonrió con lágrimas en los ojos.

Esta historia podría ser la de cualquiera de nosotros. El árbol son nuestros padres, y cuando somos niños los amamos y jugamos con ellos.

Cuando crecemos los olvidamos y sólo regresamos cuando tenemos necesidades o estamos en problemas, y sin importar lo que sea, ellos siempre estarán ahí, para todo lo que puedan brindarnos con tal de vernos felices.

Tal parece que la mujer de esta historia es cruel con el árbol, tal como somos nosotros cuando tratamos mal a nuestros padres.

Valora y venera a tus padres. Hazlos felices y disfruta de ellos mientras los tengas a tu lado.

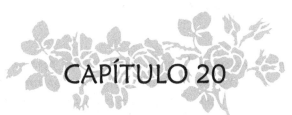

CAPÍTULO 20

EL AMOR POR LOS HIJOS

Este amor comienza desde el inicio del embarazo, y crece día con día, con la espera de su llegada.

Continúa y se intensifica más al verlos nacer, crecer y desarrollarse.

Es tanta la pasión y devoción por ellos, que somos capaces de hacer hasta lo imposible, al punto de dar la vida por ellos.

Recordemos que padre no es el que engendra sino el que cría y forma, así que refiero a que este sentimiento también se da, de la misma forma, en casos de personas que adoptan un hijo, sin importar que no sea producto de una relación de matrimonio.

Este amor comienza desde el inicio del embarazo, y crece día con día, con la espera de su llegada.

Continúa y se intensifica más al verlos nacer, crecer y desarrollarse.

Es tanta la pasión y devoción por ellos, que somos capaces de hacer hasta lo imposible, al punto de dar la vida por ellos.

Recordemos que padre no es el que engendra sino el que cría y forma, así que refiero a que este sentimiento también se da, de la misma forma, en casos de personas que adoptan un hijo, sin importar que no sea producto de una relación de matrimonio.

Se cuenta que un matrimonio que radicaba en la ciudad de Medellín Colombia llegó al hospital agitada y desesperadamente. Al encontrarse de frente con el médico que atendía a su hija le preguntaron "¿Cómo esta nuestra hija patricia? Nos dijeron que ha empeorado", a lo que el doctor respondió, "Lo siento mucho, hicimos todo lo que estuvo a nuestro alcance, la leucemia nos ganó la batalla".

Los padres lloraron desesperadamente. El doctor les permitió que entraran al cuarto para estar con su hija unos instantes. La niña al verlos muy suavemente inició por comentarles que en caso que muriese había decidido donar sus órganos al hospital para salvar la vida de otros niños.

Pasado cierto tiempo, la enfermera en turno entró al cuarto y les dijo: "Señores, el tiempo se ha terminado". Los padres lloraban sin consuelo, fue entonces cuando la enfermera les preguntó si deseaban un mechoncito de su cabello para guardarlo junto con todas sus pertenencias como un recuerdo para ellos, a lo que respondieron afirmativamente.

La enfermera cortó el pedazo de cabello y lo colocó dentro de una bolsa de plástico, junto con todas sus demás pertenencias.

Los padres se marcharon llorando camino a su casa. Al llegar a su residencia fue tan difícil para ellos entrar al cuarto de Patricia, que ambos se recostaron en la que había sido su cama, aspirando el aroma de la pequeña.

Continuaron llorando hasta quedarse dormidos. Más tarde, al despertar, notaron que sobre la almohada había un sobre. La madre rápidamente lo abrió y dio lectura a la carta que había escrito la niña:

"Queridos padres:

No estén tristes, yo me encuentro muy bien, he llegado a este maravilloso paraíso y ya no tengo leucemia, tengo mi pelo completo y mis uñas nuevamente. Mis abuelitos me recibieron y ellos me han llevado a recorrer este bello lugar.

Ese Ser Maravilloso del que todo mundo habla, me tomó de la mano y me sentó en su regazo. Pude reconocerlo por las imágenes que pintan de El en la Tierra.

Me dijo que estuviera tranquila, me invitó a cenar esta noche, me causa una paz espiritual increíble y le pregunté si estaba permitido escribir una carta. El mismo me prestó su pluma y me dió papel.

Papá, mamá, les propongo que adopten un niña, ella los hará muy felices. También ella puede usar mi cuarto y mis juguetes. Un niño no creo que sea buena idea, a el no le gustarán mis juguetes. Estén tranquilos, yo soy muy feliz.

que aunque yo no esté físicamente, mi espíritu estará con ustedes, y siempre los amaré.

Me despido porque tengo que regresar la pluma que Él me ha prestado, ya que tiene que seguir escribiendo en su libro los nombres de más niños que están en camino.

Los amo hasta siempre". Patricia.

EL AMOR Y LOS HERMANOS

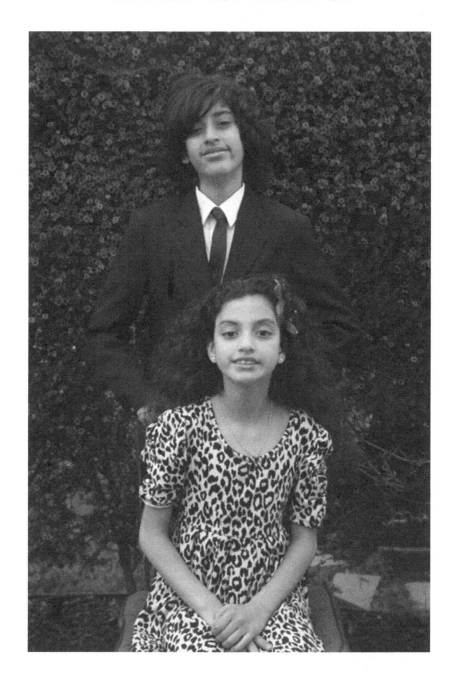

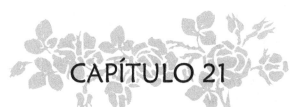

CAPÍTULO 21

Este tipo de amor es muy particular, sencillamente por la razón que los hermanos llevan la misma sangre.

Nacen por la semilla del amor germinado de una pareja, que con el tiempo crece y se agranda por el roce y convivencia entre sí.

Con toda seguridad, durante el tiempo de crecimiento habrá riñas, desacuerdos y problemas que son resueltos debido al cariño que los une. He sabido de muchas historias entre hermanos que han llegado a tener problemas muy fuertes, al grado de llegar a desearse la muerte.

Nunca he podido comprender cómo es que personas que llevan la misma sangre pueden llegar hasta ese extremo, seguramente a consecuencia de la mala comunicación, la falta de humildad y sobre todo, de la ausencia de valores.

Si alguna vez llegas a vivir situaciones que te aparten de tus hermanos, sugiero que te des un tiempo. Piensa las cosas mejor y podrás ver con mayor claridad la problemática; entonces, busca a tu hermano y resuelve la situación tan pronto te sea posible, pues créeme que si dejas pasar el tiempo, tal vez sea demasiado tarde y quizás cuando al fin te decidas a hacerlo, la vida no te dé esa oportunidad y tu hermano no esté más a tu alcance.

Dos hermanos que caminaban sobre la arena en la playa, sostenían una charla acerca de cierto tema.

Hubo un momento en el que no estuvieron de acuerdo y todo se convirtió en una discusión.

Uno de ellos, precisamente, el que no tenía la razón, se sintió bastante enojado. Era tal su ira que al otro hermano le dio una fuerte bofetada. Al sentir este golpe simplemente reaccionó de manera tranquila y continuó en silencio su caminata.

Más tarde decidieron nadar en el mar. El hermano que había lanzado la cachetada tuvo problemas para nadar, razón por la cual se estaba ahogando. Su hermano sin pensarlo, acudió en su ayuda y actúo hábil y rápidamente hasta ponerlo a salvo sobre la arena.

Ya recuperados continuaron con su paseo, cuando repentinamente el hermano le dijo "quiero pedirte perdón por haberte agredido aún cuando yo no tenía la razón en esa discusión y al mismo tiempo me siento muy confundido pues hay dos cosas que no entiendo: ¿Porqué después de haberte dado la cachetada de manera injusta, tú me salvaste la vida? y el daño que yo te hice lo escribiste sobre la arena."

Más tarde tu acción de salvarme la vida la grabaste sobre una roca. A lo que el hermano le contestó: las cosas malas que me suceden en la vida, siempre las escribo sobre la arena, para cuando llegue la ola del olvido las borre. Sin embargo las cosas bonitas que me suceden en la vida, siempre las grabo sobre las rocas como un recuerdo hermoso para toda mi vida.

Una vieja leyenda

Una vieja leyenda cuenta que una hermosa pareja después meses de contraer matrimonio recibieron la bendición de quedar embarazados. Una emoción creció inmediatamente en ellos. El hombre cuidaba y mimaba a su amada pues sabía la importancia que tenía su estado de ánimo a sí como su alimentación. Esperaban con ansia el tiempo de llegada de su bebe. Ella se alimentaba muy sanamente y cuidaba a su hogar tanto como a su persona, después de sus labores en casa tomaba un tiempo para tejer ropa para su futuro bebe en colores neutrales ya que no tenía idea si su bebe sería niño o niña y lo único que deseaba era que naciera fuerte y saludable. La pareja vivían día a día felices al ver como el estómago de la mujer crecía sin imaginar lo que la vida les deparaba. Después de todos estos meces de espera y al final del tiempo la mujer comenzó a sentir dolores que inmediatamente supo que eran típicos de inicio de parto. Esto sucedió durante la noche así que su marido dormía fue entonces cuando al agudizar los dolores de parto la mujer despertó al su esposo y se apresuraron al hospital sin sospechar lo que en unas horas vivirían. Después de un tiempo de ingresar al hospital por fin dio a luz. Fue entonces cuando la vida les dio la gran sorpresa al descubrir que habían dado a luz a dos hermosos barones Mark y Sebastián niños muy saludables el tiempo transcurrió y la familia de cuatro vivían en armonía y felices. Al cumplir Mark y Sebastián cinco años sus padres descubrieron que nuevamente esperaban otro bebe y lo tomaron y anunciaron a sus hijos como un regalo de cumpleaños sin sospechar que eso causaría celos para ambos niños. De ahí en adelante el tema relacionado con el nuevo bebe se tornó no muy agradable para los chicos y sus padres. Cuando finalmente llego el momento de el nacimiento de el bebe dejaron a la abuela encargada de los niños y la feliz y nerviosa pareja se fueron al hospital finalmente llego el momento de dar a luz y fue entonces cuando la vida les dio una sorpresa más al descubrir que el nuevo bebe era una hermosa niña a la cual dieron por nombre Cecille. Ya de regreso en casa los padres estaban convencidos de que Cecille no causaría ningún tipo de celo para sus hijos pues al ser una mujercita la verían diferente y no como una competencia sino que todo lo contrario la cuidarían, protegerían y le amarían cosa que no sucedió. En ellos creció un extraño celo y siempre se trataban de mantenerse al margen de todo lo que sucedia con Cecille cosa que le provocaba dolor y tristeza a la niña como a los padres. Al cumplir Cecille sus quince años se preparaba una hermosa fiesta al mismo tiempo que sus hermanos planeaban darle un susto el cual jamás ellos imaginaron que la llevaría hasta el hospital a

punto de la muerte. Ya Cecille en el hospital postrada en una cama sus padres
terriblemente tristes y deprimidos en el cuarto llegaron Mark y Sebastián
avergonzados y tristes con lo que avían provocado. Unos segundos más tarde
entro el doctor en turno y dijo. Señores deben ser fuertes y mantener la fe pues
sólo un milagro podrá salvar a esta joven. La familia se abrazó y el doctor
partió. Unos minutos más tarde Mark pidió se tomarán de las manos y las
unieran a las de Cecille formando un círculo diciendo madre recuerdo que
en momentos difíciles tu nos enseñaste el poder de la oración y la fe y les
pido que juntos unamos nuestra fe y oraciones para lograr la recuperación
de mi hermanita. Sebastián pidió la palabra y dijo antes de iniciar quiero
pedir a nombre de Mark y mío perdón a Cecille por todo le que hemos hecho
en su contra por causarle tanta tristeza y decirle que ambos estamos muy
arrepentidos que la amamos con todo nuestro corazón. Inmediatamente se
tomaron de las manos y comenzaron a orar haciéndolo por varios minutos
al finalizar se quedaron en silencio pero continuaron tomados de las
manos. Cual sería su sorpresa cuando Cecille abrió sus ojos sonrió y un par
de lágrimas asomaron a sus ojos e inició diciendo familia los amo y no los
cambiaría por nadie del mundo al fin juntos se levantó y todos se abrazaron
el doctor dio un grito de júbilo y dijo ha sucedido un verdadero milagro. El
padre agrego si doctor sucedió el milagro de la sangre y amor entre hermanos!

A partir de ese día dejo de ser simplemente Cecille para convertirse en
la princesa Cecille y así vivieron el resto de sus vidas felices aprendiendo y
recordando que la sangre es única y que el amor por los hermanos es para
siempre!!!

EL AMOR POR LOS ABUELOS

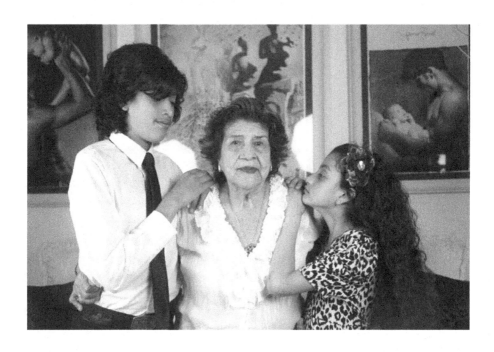

CAPÍTULO 22

Cómo pasar por alto un amor tan tierno y tan especial, si básicamente es de donde parte una gran historia de amor, que lleva como resultado la existencia y posterior amor entre nuestros padres.

Ellos verdaderamente merecen un homenaje aparte pues son portadores de grandes historias y tradiciones que trascienden hasta nuestros días.

Se dice que el amor de ellos hacia nosotros es muy parecido al de los padres y que incluso llega a ser tanta su pasión, que se convierten en cómplices en algunas travesuras que llegamos a hacer de niños, en nuestros confidentes de adolescentes y nuestro apoyo de adultos.

Permíteme contarte la historia de un amigo mío.

Su nombre es Kenny Bernazar.

La noche de un sábado cuando nos disponíamos a salir a un evento, pude ver un cambio en su comportamiento. Sus ojos lucían tristes y se notaba muy pensativo, motivo por el cual le pregunté: "¿Qué te sucede, tienes problemas amigo? ¿Puedo ayudarte en algo?", a lo que el respondió: "Amigo, me siento muy triste, ¿recuerdas que te platiqué que, al no estar mi padre al lado mío desde que nací, mi abuelo fue el que tomó la responsabilidad sobre mi familia y la de ayudar a mi madre en lo que ella necesitara?".

"La imagen que recuerdo de mi abuelo es la imagen de un hombre alto, fuerte, lleno de energía y de mucho amor hacia nosotros; todos los días se daba a la tarea de llevarme a la escuela y recogerme. Jugábamos juntos hasta morirnos de la risa. Siempre tenía tiempo para mí. En momentos muy especiales me contaba sus historias y me remontaba a sus tiempos de juventud. Era fascinante".

"¿Como poder olvidar todo eso? Pues bien, han transcurrido los años y esta mañana le hice una visita; al entrar en su cuarto y verlo en cama sentí una enorme tristeza. No quedaba ni sombra de lo que un día había sido".

"Los años lo han deteriorado y más aún sus enfermedades. Ya no sonríe como antes, ni me cuenta sus historias. Presiento que el momento está cerca y ya no estará más conmigo".

Las lágrimas rodaron por sus mejillas, así que dije: "Amigo, no estés triste; revive todos aquellos bonitos recuerdos de cuando eras niño. Cambia la tristeza por un merecido homenaje para él".

"Es ahora cuando a ti te toca cuidarlo, darle todo tu amor, cariño, paciencia y comprensión para brindarle felicidad, precisamente ahora que lo tienes con vida, para que, cuando él tenga que partir a su destino final, tú estés tranquilo y en paz por haberle regresado un poco de todo el amor que él te dio durante su existencia".

"Toma en cuenta que todos alguna vez fuimos niños, después jóvenes y algún día llegaremos a viejos".

Un hombre que había dedicado su vida a trabajar duramente para darle a su familia todo lo necesario, había tenido solamente un hijo; vivían en una casa grande llena de lujos, muy hermosa y al lado de su esposa.

El y su mujer eran la pareja perfecta. Al pasar los años aquel pequeño hijo se había convertido en un hombre, el orgullo de su padre, un universitario modelo.

Un día decidió contraer matrimonio con su hermosa novia, y años después tuvieron la oportunidad de concebir un niño al que su abuelo adoraba, pues era todo alegría y le hacia sentir que vivía una segunda juventud.

El tiempo pasó y la abuela del pequeño murió, su abuelo al quedarse solo en esa casa enorme se sentía triste, demasiado triste. Una tarde al estar sentado el abuelo en su silla favorita le vino una idea a la cabeza, entonces decidió ir de visita a la casa de su hijo, al tocar la puerta fue su nieto de diez años quien atendiera la puerta e inmediatamente lo abrazó, propinándole un fuerte beso, y lleno de felicidad lo invitó a pasar.

En la sala se encontraba su hijo, le saludó y en seguida entablaron una conversación. El abuelo aprovechó ese momento para comentarle su idea, y le dijo: "¿Sabes hijo?, desde la muerte de tu madre me he sentido muy solo y triste. Esta tarde mientras tomaba un descanso, me vino una idea a la cabeza que me gustaría compartir contigo".

"Vives en una casa muy grande, con muchos cuartos, y se me ocurrió preguntarte si podría venir a vivir contigo los últimos años que me quedan de vida, para disfrutar de ti, mi nuera y, lo más importante, de mi nieto".

El hombre inmediatamente contestó: "Padre, es verdad que tengo muchos cuartos en esta casa, pero todo el tiempo tengo gente que me visita, así es que me incomodaría que tu vinieras a vivir a esta casa".

El abuelo agachó su cabeza, sus ojos se humedecieron y le dijo: "Tienes toda la razón hijo mío".

No se habían dado cuenta que el niño de diez años escuchaba la conversación, el niño sin pensarlo dos veces le dijo a su padre: "Papá, yo tengo la solución; mi cuarto es grande, podríamos agregarle una cama que mi abuelo podría ocupar".

Su padre le contestó: "Hijo mío, tú no sabes lo que dices, quizás esta idea pueda funcionar por un tiempo, mas cuando llegues a la adolescencia necesitarás de tu privacidad, y entonces tu abuelo te estorbará".

El niño no pudo evitar la tristeza ante tal respuesta. Entonces el abuelo dijo: 'Hijo mío, acabo de recordar algo, tienes un cuarto con espacio para cuatro carros el tuyo, el de tu mujer y el de lujo así que sobra un espacio. Si tú me lo permites, yo lo podría ocupar, te aseguro que no te molestaré, ni te daré ningún problema".

El hijo no tuvo otra alternativa y le pidió al pequeño fuera al cuarto de blancos y le trajera una cobija para su abuelo, pues desde esa noche él viviría con ellos.

El niño obedeció la orden, solo que demoró un tiempo. Mientras tanto el abuelo conversaba con su hijo. El hombre mostraba una imagen aburrida por la plática de su padre.

Al regresar el pequeño, su padre le llamó la atención preguntándole porqué había tardado tanto y le dijo: "Tu abuelo debe estar cansado y tiene que ir a dormir", el niño le respondió "Me tardé porque buscaba unas tijeras". El padre le preguntó "¿Unas tijeras? ¿Para qué?"

"Sí, papá, las necesitaba para cortar la cobija en dos partes".

El padre preguntó: "¿Para qué la has cortado?" y el niño respondió: "La he cortado para que una parte la use mi abuelo, y la otra la voy a guardar para cuando llegue tu tiempo, padre mío".

Qué lección para todos.

Recuerda: sólo toma un abrir y cerrar de ojos para que pasen diez, veinte años, pues a todos, tarde o temprano, nos tocará llegar a viejos.

EL AMOR POR LOS AMIGOS

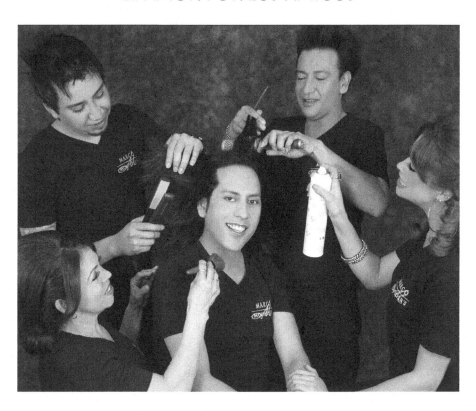

CAPÍTULO 23

Es una semilla que plantamos, y de nuestro cuidado depende qué tan hermosa la planta pueda llegar a ser.

Todo comienza al conocer a una persona con la que, por su trato, detalles y demás actitudes, logramos tener un acercamiento especial, por el hecho de sentirnos identificados.

La amistad debe estar basada en la honestidad y el amor por tus semejantes. Un verdadero amigo no será precisamente el que siempre te conceda la razón, sino aquél que es sincero y honesto contigo, que hace de tu conocimiento cuando cometes un error, reprendiéndote y llamándote la atención cuando sabe que no estás haciendo lo correcto. Algunos amigos llegas a sentirlos incluso como si fueran tus hermanos.

Un verdadero amigo no es necesariamente con el que hablas o visitas a diario, más bien es aquél que, a pesar de haber pasado el tiempo, cuando se reúne contigo nuevamente, pareciera que el tiempo no ha pasado, aún sin haber estado en contacto. Cultiva una amistad.

Un rey y una reina que habitaban un hermoso castillo, vieron nacer su hija, una hermosa princesa, por quien sus padres se esmeraban para darle siempre lo mejor, pues era el orgullo de la pareja.

Con el paso de los años, una tarde, el rey conversaba con la reina y le hacía notar que su hija había llegado a la edad para contraer matrimonio.

De común acuerdo, decidieron anunciar que buscarían al candidato perfecto para que su hija contrajera nupcias.

El anuncio lo hizo de forma general sin importar que el candidato no perteneciera a la realeza. Primordial era que quien deseara casarse con ella fuera un hombre honesto, con valores morales y ante todo que la hiciera muy feliz.

El rey preparó un sinnúmero de macetas en donde él mismo sembró una semilla que cada uno de los participantes cultivaría, dándole todos los cuidados y amor necesarios para llegar a tener una hermosa planta. Ordenó a cada uno de los candidatos tomara una maceta y la llevara a su casa para empezar con su labor. También determinó un tiempo para que ellos regresaran a mostrar los resultados obtenidos.

Transcurrido ese tiempo, todos los participantes comenzaron su camino hacia el castillo. Solo había un joven que estaba muy preocupado y le comentaba a su madre que él no iría a la reunión diciéndole: "Querida madre, me siento muy avergonzado. Yo le brindé a la semilla todo el cariño y los cuidados necesarios para ver germinada la semilla en una hermosa planta, pero no conseguí absolutamente nada". La madre le contestó: Tú siempre has sido un hijo perfecto, un gran amigo y sobre todo un ser humano con grandes valores. No te preocupes, toma la maceta que el rey te dio y preséntasela".

El joven se dirigió al castillo. En el camino se encontró a varios de los candidatos quienes se burlaban de él, pues veían su resultado, a diferencia de ellos, quienes llevaban pequeños árboles hermosos y otras plantas con flores coloridas.

Finalmente, estando todos reunidos en el castillo, el rey bajó para ver el resultado por él mismo en cada candidato.

Cada vez se sorprendía más y más, cuando repentinamente se encontró con el joven cuya semilla no había germinado y observó su cara de vergüenza y sus ojos llenos de tristeza.

En ese momento el rey lo hizo ponerse de pie, y en voz alta anunció: "Señores y señoras: Tengo el orgullo de presentar a ustedes al nuevo príncipe de este reino, el hombre que será el esposo de mi hija". El joven sorprendido dijo: "¿Señor rey, por qué su decisión?, si yo no fui capaz de hacer que germinara esta semilla a pesar de todo el cariño y amor que le brindé", a lo que el rey, nuevamente en voz alta, respondió: "En cada una de las macetas yo había sembrado una semilla estéril, razón por la cual, de haber sido honestos, ninguno de ustedes habría traído ningún tipo de planta; solamente este joven, que ha sido la única persona honesta, tuvo el valor de venir aquí, a presentarme su resultado y por tal acto de honestidad y sus valores, estoy seguro que será capaz de amar y hacer feliz a mi princesa."

La honestidad sin duda es una de las mayores virtudes que el hombre debe tener y forma parte de toda relación, sin excepción.

EL AMOR Y LA PAREJA

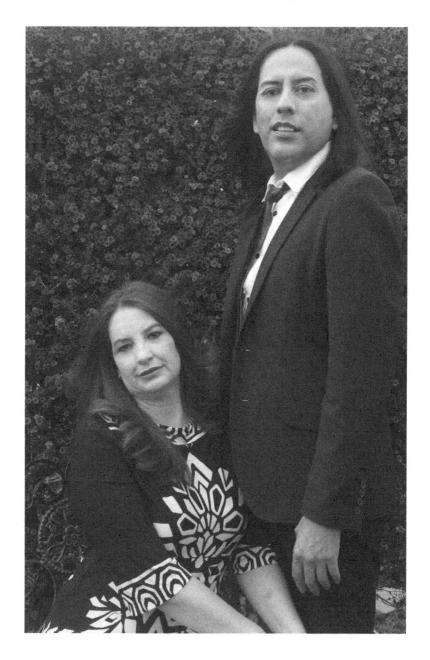

CAPÍTULO 24

Todo un conjunto de sentimientos conforma el verdadero amor en pareja, que van desde la atracción física, el trato cotidiano y los detalles, hasta llegar a la compatibilidad de caracteres.

Siempre tan controversial y muchas veces complicado, básicamente porque nosotros lo provocamos, esta clase de amor empieza con una tierna mirada inesperada, o un encuentro no preparado, aunque en ciertas ocasiones podría resultar de una relación a través del trato con la persona, con el contacto físico y el roce que puede darse por la convivencia, y como en toda clase de pareja, al compartir el gusto por diversas actividades.

Cuando hablo de la parte controversial, me refiero a esa etapa en la que empieza a haber diferencias en la pareja y notamos la famosa *incompatibilidad de caracteres*.

Cuántas veces he escuchado a las personas hablar sobre su búsqueda, o a otras tantas decir que ya la encontraron.

Más tarde, después de haber proclamado el éxito al haber encontrado a su *media naranja*, surgen problemas, que a veces no pueden superar por la falta de comunicación y sobre todo por el deseo de llegar a un arreglo basado en el gran amor que los unió al principio.

Hasta este punto no he podido comprender la frase "*busco a mi media naranja*" o "*he encontrado a mi media naranja*", cuando la realidad es que no existe tal cosa. Lo he comprobado en mi relación, ya que si se tratara de la media naranja, mi pareja seria sandía y yo melón, porque, la verdad, no embonamos de ese modo. Ella es tan distinta a mí, aunque tiene muchas cosas en las que somos muy parecidos, y es precisamente esta combinación la que nos ha dado el éxito en nuestra relación, además de la comunicación, el respeto, la prudencia, la admiración, la paciencia y, sobre todo, el compromiso que nos une.

En esta ocasión quiero contarte dos historias con relación a la pareja, y a decir verdad, fue bastante difícil escoger entre varias las más interesantes y bellas historias de amor.

La reina y el pordiosero

En un gran castillo donde habitaba una hermosa reina soltera, cierto día se dio cuenta de que a pesar de tener todo lo que aparentemente la hacia feliz, su corazón se sentía vacío, por la falta de un compañero y fue entonces que decidió anunciar su deseo de contraer matrimonio.

Tenía que ser con un hombre que comprobara que la haría feliz. Al castillo acudieron muchos guapos y apuestos jóvenes, que ofrecían a la reina desde una inteligencia impresionaste, unos ojos impactantes, hasta la sensualidad de un hermoso cuerpo.

Después de un tiempo, le anunciaron que un pordiosero pedía audiencia para hablar con ella. Cuando al fin el hombre llegó donde estaba la reina, le dijo: "Querida reina, yo no tengo nada que ofrecer, sólo cuento con un amor auténtico y una infinita admiración por su majestad, que nació desde que era niño y deseo de todo corazón ser su esposo, así es que quiero hacerle una propuesta:"

"Subiré hasta la torre más alta de su castillo, y me sentaré en el balcón por un lapso de 90 días. Estaré expuesto a las inclemencias del tiempo, a la lluvia, al sol, al polvo, pero aún más... pasaré sed y hambre, si al cabo de esos 90 días, yo logro resistirlo, esa será mi prueba concreta de mi amor hacia usted. Entonces me convertiré en su esposo, el rey".

La reina fuertemente sorprendida ante tal propuesta, aceptó.

El pordiosero subió hasta la torre más alta y se sentó en el balcón. El tiempo corría y el hombre sostenía su trato, habían pasado ochenta y nueve días, once horas y treinta minutos, el pueblo se reunía fuera del castillo, y después de todo este tiempo estaban felices pues daban por hecho que este hombre sería el nuevo rey.

Todos contaban los minutos para, que llegado el momento, hicieran un grandiosa celebración. El pordiosero lucía destrozado, desmejorado, débil y con la mirada triste.

Justo en el momento en que habían pasado ochenta y nueve días, once horas y cuarenta y cinco minutos, se escuchaba el bullicio y la felicidad de todo el reino.

Súbitamente el hombre anunció que se daba por vencido. Sin importarle nada se puso de pie y se dirigió hacia su casa. Al llegar a ella, lo primero que enfrentó fue a su madre, que ya enterada de la situación no podía salir del asombro y le increpó: "No puedo entender lo que pasó. Cómo es posible que después de haber soportado todo este tiempo, y cuando el reino entero daba por hecho que tú serías el nuevo rey decidiste darte por derrotado. ¿Puedes decirme porqué te diste por vencido?"

"Querida madre", comenzó a explicar, "estuve durante ochenta y nueve días, once horas y cuarenta y cinco minutos en su balcón, soportando todo tipo de calamidades; mientras tanto, ella no pudo mostrar siquiera un poco de piedad ante mi sufrimiento. Esperé todo ese tiempo una señal de bondad y consideración que nunca llegó. Así que comprendí que una persona así de egoísta, desconsiderada y ciega, sólo piensa en sí misma y no merece mi amor".

Cuando verdaderamente ames a alguien y sientas que para que esa persona esté a tu lado tienes que sufrir, sacrificar tu esencia y llegar al punto de rogar, aunque te sientas que te mueres por esa persona retírate. No precisamente porque las cosas se tornen difíciles y duras sino porque ese alguien que no te hace sentir valorado, jamás será capaz de entregar lo mismo que tú.

Quien no se entrega con el mismo compromiso, no vale la pena compartí tu tiempo ni mucho menos tu vida. Date a valer y se feliz!

Una pareja, que juraba haber encontrado el amor a primera vista, se autonombraba la pareja perfecta.

Deseaban permanecer el resto de sus vidas juntos, libres de problemas, desacuerdos y momentos tristes que pudieran causar su separación y decidieron ir en busca de una hechicera, que supuestamente era la mejor del mundo.

Al llegar a casa de la hechicera solicitaron les hiciera un hechizo que les asegurara que siempre estarían juntos hasta el día de su muerte, pues se amaban infinitamente y deseaban permanecer junto toda su vida libres de problemas, malos entendidos y de más situaciones que pudieran causar su separación.

Para realizar el conjuro, la hechicera pidió a la mujer que fuera en busca de una gaviota la más hermosa que pudiera encontrar, que volara lo más alto posible, dando muestras de libertad. A su vez, al hombre le pidió que consiguiera y trajera consigo un halcón hermoso y de apariencia fuerte, que volara lo más alto posible dando muestra de entera libertad.

Enterados de lo que la hechicera les solicitó, se retiraron, dándose a la tarea de encontrar lo que se necesitaba para realizar el conjuro que permitiría mantenerlos juntos el resto de sus vidas.

Semanas más tarde lograron conseguir las aves y regresaron a entregárselas la hechicera. La mujer y el hombre emocionados le preguntaron: "¿Qué harás con ellas?, ¿Las matarás para hacer este conjuro? ¿Nos bañaras en su sangre para que siempre estemos juntos?" La hechicera, sin contestar a esas preguntas, les pidió que ataran por las patas ala gaviota y al halcón, sujetándolos con un lazo que les proporcionó.

La pareja sorprendida seguía las indicaciones de la hechicera, que entonces les dijo: "Ahora que ya las tienen bien sujetas por las patas, láncenlas al aire para que vuelen tan alto como ellas puedan y que vivan su vida".

Tan pronto como las lanzaron al aire observaron como cayeron al piso e inmediatamente comenzaron a atacarse una con la otra al sentirse atadas y sin poder volar tan alto como estaban acostumbradas.

La pareja, aterrada ante tal acontecimiento, preguntó a la hechicera: "¿Qué es lo que está pasando?", a lo que la hechicera contestó: "Este es el resultado precisamente del conjuro que me piden que haga por ustedes"

La pareja preguntó: "¿Puedes decirnos con claridad que significan tus palabras?" Y ella respondió: "Las aves, al sentirse atadas, peleaban por su libertad, al igual que ocurre cuando una pareja se ama verdaderamente; no es necesario tener asegurado su futuro por medio de un conjuro para estar unidos, ambos deben aprender a conservar su individualidad, brindándose todo el apoyo, el amor y manteniendo la comunicación entre ambos y volar tan alto como deseen individualmente, para alcanzar sus metas personales e ideales, ser felices y poder hacer feliz a su pareja".

La pareja partió agradeciendo a la hechicera por tan magnífica lección, asegurándole haber aprendido que todos los seres humanos de manera individual deben volar tan alto como desean, trazar sus propios caminos, luchando para lograr la felicidad; y al mismo tiempo, avanzar juntos, respetando sus espacios y apoyándose para lograr primero el éxito personal y luego el de pareja.

EL PERDÓN

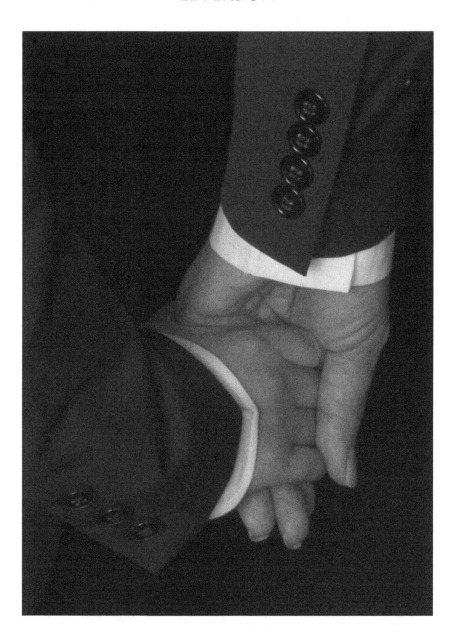

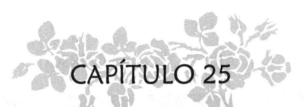

CAPÍTULO 25

El perdón es una gran manifestación de amor.

La falta de él envenena el alma gota a gota, te quita la tranquilidad e interrumpe tu paz espiritual, te roba el sueño y afecta tu apariencia física visiblemente.

Perdonar no significa dejar de darle importancia a lo que sucedió, ni mucho menos darle la razón a alguien que te lastimó.

El perdón es dejar de lado todo aquello que te lastima, para sentirte liberado. Al perdonar no le haces un favor a la otra persona, sino que te lo haces a ti.

Muchas veces, la persona más importante a la que tienes que perdonar es a ti mismo, por todas las cosas que hiciste o dejaste de hacer. El perdón es un reconocimiento que tienes el deber de renovar día con día.

Por mi parte, les deseo toda la felicidad del mundo.

EL AMOR Y EL UNIVERSO

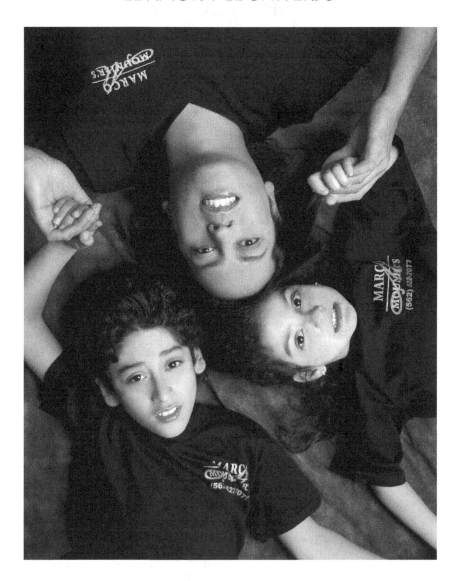

CAPÍTULO 26

El amor es nato. Sin duda alguna, es el sentimiento más hermoso de todo ser, el espejo del alma que nos hace tocar la felicidad y por eso debemos practicarlo todos los días y compartirlo con nuestros seres queridos, comenzando por nuestra casa.

Tenemos que ser luz en el hogar y luz en la calle, que nuestras palabras sean el reflejo de nuestros hechos, que nazca de lo más profundo de nosotros como el aroma que destila una flor, como el beso de un bebé, como el abrigo de una madre que nos consuela y conforta hasta en los momentos más difíciles de la vida.

El amor es un pasaje al paraíso y nosotros, la humanidad, debemos entender que lo traemos incluido en el corazón, pero en ocasiones en lugar de sentirnos felices, nos da miedo, nos avergüenza, como si el amor fuera un signo o un síntoma de debilidad, cuando es todo lo contrario. Que difícil se nos hace expresarle a un hermano o a una hermana lo mucho que los queremos, de frente y viéndolos a los ojos.

Manifestarlo a nuestros padres, a los hijos, al esposo o a la esposa, o a alguno de los seres queridos, debería ser algo constante, porque cuando ya no los tenemos, quisiéramos regresar el tiempo para decírselos, y ya no será posible; por eso no debemos dejar pasar un día más sin hacerlo, gritarlo, abrazarlos como si fuera el último día de nuestras vidas. ¿Qué esperas? No te detengas, gózalo, disfrútalo, vívelo, descubre el amor nato que te hará sentir que nuestra única obligación como seres humanos es *ser felices*.

Hay que hacer conciencia del futuro que le espera a las generaciones venideras. Haz un ejercicio muy simple que te brindará sorprendentes resultados.

Por unos instantes imagínate ser un feto, divisa a tu alrededor y observa como cada día la humanidad es cada vez menos consciente.

Los principios se vuelven pretextos, las sonrisas se van acabando, la cordialidad entre los seres humanos está de más. Nuestro universo lo destruimos cada segundo con inventos nuevos, que si bien en su momento nos benefician, no consideramos los efectos secundarios que pueden causar. Es lógico que al tomarte un poco de tiempo para imaginarte y ver todos estos resultados, no te gustará para nada la idea de nacer y vivir en un mundo con esta problemática.

Estoy seguro que después de este ejercicio estarás listo para tomar acción por lo que durante tantos años hemos escuchado decir:

Planta un árbol, cuida el agua, recicla, respeta a tus semejantes y sus espacios, bríndale una mano amiga a la juventud para que su camino sea más fácil y seguro, contándoles tus experiencias vividas. Ellos son el futuro de este hermoso universo, regala una sonrisa, ya que es una herramienta que Él te ha regalado y no tiene precio, pero con ella podrás alegrar la vida de otros abriéndote distintas puertas para lograr éxitos inesperados.

Algo muy importante:

Practica el ejercicio de ser honesto contigo mismo.

Le llamo *ejercicio* porque lleva tiempo lograr practicar la honestidad y hacer que llegue a ser parte de nuestra vida diaria, hasta obtener como resultado ser una mejor persona, con una profunda paz espiritual, alejada de depresiones y tristezas.

Las malas costumbres son muy fáciles de asimilar, pero las buenas se nos dificultan más por diversas razones.

Él Necesita escuchar que eres agradecido por los regalos que recibes.

Agradece al Universo todas las cosas que te regala a cada minuto, a cada segundo, incluyendo las que te parezcan malas. Abandónalas en el pasado al igual que a las personas que te han hecho daño, pues éstas son sólo experiencias vividas que no necesitas albergar en tu corazón, ocupando un espacio donde habría que guardar solamente cosas positivas.

¡Ay de ti si no aprendes de tus vivencias, pues continuarás cometiendo los mismos errores! Y aunque el futuro es incierto, siempre debería estar lleno de planes positivos y proyectos exitosos, sólo te queda poner mucha atención al presente, ya que su nombre lo dice todo, es un regalo; vívelo y disfrútalo al máximo, a cada momento.

Te contaré una historia, que más que una simple narración motivacional, es un gran recordatorio y una gran enseñanza.

En una gran ciudad había un hombre como cualquiera; siempre vivía molesto con la vida, quejándose continuamente de las cosas que le sucedían y nunca daba gracias al Universo o al Ser Universal por todo lo recibido.

Cierta tarde, mientras caminaba, se apareció ante él ese Ser Universal, creador de todo lo visible e invisible y le dijo: "Hijo mío, tu pasas toda la vida quejándote de lo que te acontece y nunca das gracias por las cosas buenas. Cada día pides más pensando así que serás feliz, pides una casa más grande, un nuevo auto y así sucesivamente; la verdad ya me cansé de escuchar esto, por lo tanto he decidido complacerte con tres últimos deseos en tu vida y debes de pensar claramente lo que deseas, pues, te repito, nunca más tendrás la oportunidad de pedir nada, por el resto de tu vida".

El hombre, sin pensar ni un segundo, hizo su primera petición: "Lo primero que quiero es una esposa nueva, joven, hermosa e inteligente, pues la que tengo ya está cansada y no me entiende"

El Ser Universal le dijo: "¿Estás seguro? recuerda que sólo son tres deseos y nada más, así que debes estar bien seguro de lo que pides". El hombre respondió que estaba completamente seguro.

Ante eso, el Ser Universal declaró: "¡Concedido!"

El hombre continuó su camino de regreso a casa sin imaginar lo que se encontraría al llegar a su hogar: Una gran multitud rodeaba su casa, él caminó hasta la puerta y se dio cuenta que había un ataúd y de que en él su esposa descansaba en paz; su corazón empezó a latir fuertemente, vio a su hija cargando a su bebé recién nacido y a su esposo que la abrazaba, consolándola por el dolor que estaba pasando. La joven dijo a su padre: "Papá, se nos fue mi madre. Mi hijo ya no tendrá una abuelita que le de caricias y que le cuente historias como lo hacía mi abuela conmigo".

El hombre comenzó a sentirse mal, y más tarde escuchó a sus propios padres llorar la muerte de su nuera mientras decían: "Pobre de nuestro hijo, cómo hará para continuar su vida sin la ayuda de esta gran mujer, quien era un ejemplo de persona, siempre preocupada por sus hijos su hogar, su marido".

Entonces el hombre se sintió peor, ya que pudo reconocer que todo esto era verdad. Ahí se encontraban compañeros de trabajo de su esposa, quienes también lloraban su muerte y comentaban que era una gran mujer. Su trabajo siempre estaba a tiempo, era muy buena amiga y sabían que era una gran madre, siempre pendiente de sus hijos y trabajando horas extras para apoyar a su marido con los gastos de la universidad.

En sus tiempos libres buscaba recetas nuevas para cocinarle a su esposo y sorprenderlo con platillos deliciosos. El hombre comenzó a sentir que se ahogaba, las lágrimas corrían sin parar por sus mejillas, pues sabía que todo esto no era más que la verdad.

Sin más, salió corriendo de la casa en busca de ese Ser Universal para suplicarle que le devolviera a su esposa y pedirle perdón por su deseo equivocado.

El Ser Universal se presentó de nuevo ante él y le preguntó: "¿Estás seguro de lo que pides? Recuerda que después de este deseo concedido, sólo te quedará uno más". El hombre aseguró: "Estoy consciente de eso, mas sin duda alguna yo quiero a mi esposa nuevamente, pues reconozco que como ella no habrá ninguna". Una vez aclarado todo, su deseo fue concedido. Al mismo tiempo, el Ser Universal le preguntó que si ya estaba listo para pedir su último deseo, a lo que respondió que no, porque esta vez sería más cuidadoso al hacer su petición. Pasaron diez años, y una tarde, nuevamente mientras caminaba por el parque, el Ser Universal se hizo presente y después de saludarle le preguntó: "¿Qué es lo que ha pasado? Has dejado pasar ya mucho tiempo y no has hecho tu última petición", a lo que el hombre respondió: "Tienes toda la razón, pero en realidad he pensado en miles de cosas que pedir; por ejemplo, pensé en pedir mucho dinero, pero si lo tuviera éste no aseguraría mi salud y si enfermara no podría disfrutarlo".

"También pensé en pedirte mucho poder, pero éste tampoco me asegura mi bienestar ni el de mi familia, así que no he podido llegar a una decisión. ¿Podría pedir tu ayuda para escoger algo que realmente me convenga?"

El Ser Universal sonrió y le dijo: "Si te ayudo a decidir, recuerda que ya te estaría concediendo otro deseo, por lo tanto no podrías pedir nada más", a lo que el hombre contestó: "Tienes razón", e inclinó pensativamente la cabeza.

El Ser Universal sintió compasión de él y le dijo: "Sé que después de haber pedido tus deseos anteriores aprendiste bien la lección, y de ahí en adelante has sido excelente esposo y un gran padre, pero sobre todo un extraordinario ser humano".

"Has colaborado con tu comunidad, apoyando a tu templo y mucho más, y lo mejor de todo es que cada día eres una mejor persona. Es por eso que voy a premiarte dándote la oportunidad de pedir lo que todo ser humano debería"

"Primero, cada mañana, debes dar gracias por todo lo que recibes a diario, por abrir tus ojos al universo, respirar y sobre todo, por estar vivo para continuar tu camino. Sólo a cambio de decirte lo que debes pedir, debes prometerme que lo irás predicando por la vida, para que de esa forma todo el mundo aprenda lo que en realidad deben pedir todos los días, después de haber dado gracias por lo ya recibido. Y lo que debes pedir es felicidad, pero no sólo para ti, si no para el mundo entero, pues cuando tienes felicidad, lo tienes todo.

Amigos, esta historia nos da una clave que, sin atisbo de duda, nos enseña que lo único que debemos pedir, cada día, es ser felices.

CAPÍTULO 27

CITAS, PENSAMIENTOS Y FRASES
QUE HAN IMPACTADO MI VIDA

"Si supiera que el mundo se acaba mañana, yo, hoy todavía, plantaría un árbol".
Matin Luther King Jr.

"El fruto del silencio es la oración. El fruto de la oración es la fe. El fruto de la fe es el amor. El fruto del amor es el servicio. El fruto del servicio es la paz".
Madre Teresa de Calcuta.

"Puesto que yo soy imperfecto y necesito la tolerancia y la bondad de los demás, también he de tolerar los defectos del mundo, hasta que pueda encontrar el secreto que me permita ponerles remedio".
Mahatma Ghandi.

"Durante la juventud creemos amar; pero sólo cuando hemos envejecido en compañía de otro, conocemos la fuerza del amor."
Henry Bordeaux.

"Porque he fracasado miles de veces, he alcanzado el éxito"
Michael Jordan.

"La inspiración existe, pero tiene que encontrarte trabajando".
Pablo Picasso.

"Si juzgas a las personas, no tendrás tiempo para amarlas".
Madre Teresa de Calcuta.

"Preocuparse no ayuda para los problemas del mañana, pero si arruina la felicidad de hoy".

Anónimo.

"Todo lo que quiero para esta navidad, es estar contigo, papá".

Mark Angello Moreno.

"Tú eres el número uno en mi lista"

Victoria Cecille Moreno.

TE PIDO CORAZÓN

Corazón te pido no me permitas caminar el sendero incierto de esta vida sin antes ser sensible ante el dolor y necesidad de los seres humanos que transitan a mi paso. Te pido no me niegues la fuerza para siempre pensar en positivo y aún en ausencia de esa fuerza jamás perder la fe. Ser verdadero no solo conmigo mismo sino con el mundo entero y jamás mentir para ganar la admiración de la gente y obtener un falso reconocimiento. Que sí la vida me da riqueza nunca me olvide de los que en su momento han estado conmigo y aún más los necesitados. Si durante mi historia, la vida me brinda triunfos nunca pierda la sencillez sin llegar a parecer débil. Le pido al universo me regale la sensibilidad del sentido común. Comprender que cada ser humanó es digno de opinar y tener sus propios pensamientos sin yo creer que por pensar diferente a mi me dan la espalda. Y no desesperar sí fracaso más bien recordar que los fracasos son experiencias aprendidas para alcanzar sin duda el éxito. Siempre perdonar pues es signó de un ser humano feliz y completo.

Y ser soberbio sin duda es señal de un ser vacío e infeliz. Si en este sendero de la vida me regalas el éxito y un día de la misma manera decides quitármelo dame la sabiduría para comprender que el éxito es efímero pero que mi amor y fe en ti son infinitos!. No permitas que me olvide de amar a mis semejantes como a mi mismo y sobretodo Señor permíteme continuar tomado de tu mano durante el resto de mi vida, ¡Como hasta el día de hoy!"

Mark Mounier's

Esta ha sido una hermosa experiencia y doy gracias al Ser Universal por permitirme realizarla y compartirla con todos ustedes.

En ella he volcado no sólo mis conocimientos, sino también todo mi amor, buenos deseos y corazón.

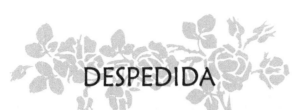

DESPEDIDA

A todas las personas que de una u otra manera colaboraron conmigo para la realización de este libro, les agradezco infinitamente:

A mi familia gracias por su apoyo incondicional y por entender mi ausencia ocasional en sus vidas, mientras realizaba este proyecto.

Un especial agradecimiento a dos profesionales y grandes seres humanos, por hacerse cómplices míos en este proyecto, el Licenciado Cesar Cedillo: te amo amigo; y el señor Carlos Vargas, uno de los mejores músicos que he escuchado en mi vida, por su colaboración de la *A* la Z en este proyecto, no sólo por apoyarme con su música, su talento y su estudio de grabación, sino por brindarme sus conocimientos para enriquecer este libro.

No digo adiós, sino hasta pronto, pues ya estamos trabajando en nuestro futuro proyecto, del que estoy seguro será de gran interés para ustedes.

Los ama su amigo,

Mark Mounier's.

QUERIDO HERMANO MARK

Sólo el tiempo y los años me han dado la capacidad para poder entender, o más bien, para comprender, lo afortunado que he sido al tener tantos hermanos como los que tengo, con defectos y virtudes, con formas distintas de pensar y de sentir, pero ¿sabes? no los cambio por ningún otro, así los amo a todos y a cada uno de ustedes.

Hoy me refiero a ti en especial, porque la ocasión lo amerita.

Quiero que sepas que estoy orgulloso de ti. Creciste a mi lado como el más pequeño de mis hermanos, y como nadie he sido testigo de cuanto te has superado. Cómo paso a paso te forjaste metas y lograste el éxito en cada una de ellas.

Alguna vez comenté que no hay dinero ni oro suficientes para comprar un hermano. Puedes tener amigos, grandes amigos, pero sucede que la vida te enseña que de pronto pueden dejar de serlo; en cambio, un hermano lo será para siempre…

Hermanos para siempre.

Te deseo el más grande de los éxitos en este libro que haz realizado con tanta ilusión y te dedico el poema MIS GRANDES REGALOS, nacido de mi corazón, de mi alma y de la inspiración que Dios me regaló.

¡Que Dios te bendiga!

Tu hermano,

Gustavo.

MIS GRANDES REGALOS

Cuando abrí los ojos a la vida
y di mis primeros pasos
me vi rodeado de tantos regalos.
Eran sólo míos:
Eran mis hermanos.
Y pregunté al cielo,
¿Qué hice para merecerme tanto?
Por qué la vida me daba,
a manos llenas… risas,
carcajadas y alguno que otro llanto.
Eran mis hermanos,
jugando en el patio,
subiéndose al árbol,
comiéndose un mango
en aquélla casa en donde habitamos
en aquélla casa
donde nos amamos.
Y al pasar del tiempo
cómo te recuerdo:
Tú, el más pequeño
tomado a mi mano
sintiendo mi apoyo
sintiéndome hermano.
Hoy puedo decirte
viéndote a los ojos
cuánto te admiro
y aun más:
Cuánto te amo.